临床护理技术丛书

全院血糖管理护理手册

主　　审　张红梅
名誉主编　袁慧娟　张俊梅
主　　编　韦　伟　吕英华　李　莉

郑州大学出版社

图书在版编目(CIP)数据

全院血糖管理护理手册／韦伟，吕英华，李莉主编. —— 郑州：郑州大学出版社，2023.9

（临床护理技术丛书）

ISBN 978-7-5645-4333-4

Ⅰ.①全⋯　Ⅱ.①韦⋯②吕⋯③李⋯　Ⅲ.①糖尿病-护理-手册　Ⅳ.①R473.5-62

中国国家版本馆 CIP 数据核字（2023）第 130515 号

全院血糖管理护理手册

QUANYUAN XUETANG GUANLI HULI SHOUCE

选题总策划	苗　萱	封面设计	陈　青
助理策划	张　楠	版式设计	胡晓晨
责任编辑	张　楠	责任监制	李瑞卿
责任校对	吕笑娟		

出版发行	郑州大学出版社	地　址	郑州市大学路40号（450052）
出版人	孙保营	网　址	http://www.zzup.cn
经　销	全国新华书店	发行电话	0371-66966070
印　刷	河南大美印刷有限公司		
开　本	787 mm×1 092 mm　1 / 16		
印　张	7	字　数	151 千字
版　次	2023 年 9 月第 1 版	印　次	2023 年 9 月第 1 次印刷
书　号	ISBN 978-7-5645-4333-4	定　价	39.00 元

本书如有印装质量问题，请与本社联系调换。

编委会

主　　审　张红梅

名誉主编　袁慧娟　张俊梅

主　　编　韦　伟　吕英华　李　莉

编　　委　（按姓氏笔画排序）

马慧慧　王　洁　韦　伟　田　洁　史晓阳

邝金芳　吕英华　庄　静　刘　文　李　莉

李　铭　李思婕　李俊芳　杨勇平　陈盼盼

尚　敬　周　帆　夏　静　黄文贞　葛燕红

序

河南省人民医院始建于1904年，根植中原大地百十余载，秉承"仁爱、博学、严谨、卓越"的精神，经过几代人的努力奋斗，不断发展壮大，成为一所集医疗、教学、科研、预防、康复、保健为一体的三级甲等综合性医院，成功塑造"人民医院为人民"的品牌形象，并力争打造成为省内领军、国内一流、国际知名的国家区域医疗中心！

我国在"十四五"时期将全面推进健康中国建设，为此国家卫生健康委员会印发了《全国护理事业发展规划（2021—2025年）》，并提出：推动护理高质量发展，补齐护理短板，努力让人民群众享有全方位全周期的护理服务。在河南省人民医院领导的带领和支持下，护理部坚持在持续深化优质护理、创新护理服务模式、加强护理学科建设上狠下功夫，围绕培养护理人才、夯实护理基础、提升护理专科化水平等方面开展了大量卓有成效的工作。充分发挥省级公立医院的学科及人才优势，组织编写了一系列的护理专业书籍，旨在为广大护理工作者提供技能和理论指导，传授临床实践经验，促进护理队伍建设朝着专业化的更高层次发展，从而进一步满足患者多样化的专业护理需求。

糖尿病患者的迅速增加已成为世界范围内重大的公共卫生课题，而我国糖尿病患病率增长迅速，糖尿病患者的数量也呈暴发性增长。众多成年人处于糖尿病前期状态，我国2型糖尿病的患者已经超过1.2亿，并呈逐年上升的趋势。由于我国有庞大人口的基数，加强糖尿病诊治和有效管理的任务就更加艰巨。河南省人民医院肩负着中原地区医疗保健的重任，在我院迅速建立一支优秀的血糖管理团队就尤为迫切和必要。

河南省人民医院内分泌代谢性疾病科是国家临床重点专科，河南省重点医学专科，河南省糖尿病防治研究中心，国家级糖尿病健康教育管理示范单位及河南省护理学会糖尿病专业委员会主委单位。尤其是近几年在科主任袁慧娟教授的带领下，科室涌现出一大批优秀的技术骨干，在糖尿病的诊疗方面，拥有先进的管理理念，积累了丰富的临床经验。对河南省内分泌专业发展起到引领作用，在国内同类专业中占有重要地位。这本《全院血糖管理护理手册》历时两年编撰而成，倾注了内分泌代谢性疾病科主任、护士长及每一位医护人员的心血,所论所写,言之有物,贴近实际,操作性强,既是全院血糖管理团队的经验总结,也是指导团队的行动指南。希望本书能给广大的医护同仁提供有益的借鉴,同时也敬请各位批评斧正,便于在以后的版本中更新、完善。

河南省人民医院护理部主任

张红梅

前 言

近年来,随着我国经济的迅速发展,人民生活水平的不断提高,以及工作节奏的持续加快,运动量的相对减少等,内分泌代谢性疾病已经成为慢性非传染性疾病(简称:慢性病)中的常见病、多发病。其中患病率呈暴发性增长的糖尿病,已成为危害我国人民群众健康的主要疾病之一。最新流行病学调整显示,依据WHO诊断标准,我国18岁及以上人群糖尿病患病率为11.2%,糖尿病知晓率、治疗率和控制率较低,分别为36.5%、32.2%、49.2%,较前有所改善,但仍处于低水平。在《"健康中国2030"规划纲要》中,关于糖尿病防治行动占据了4项。包括糖尿病在内的慢性病导致的负担占总疾病负担的70%以上,成为制约健康预期寿命提高的重要因素,糖尿病防治工作的系统管理已经迫在眉睫。

在住院患者中,糖尿病或高血糖状态相当普遍,其中初发糖尿病、血糖控制差的糖尿病患者的比例非常高。我们都知道血糖监测是糖尿病患者的常规检查方法,通过监测患者血糖水平,实施有效的控糖方案有助于病情控制。而在传统医疗模式下,糖尿病患者对血糖的管理主要依靠患者的被动就医和自觉管理,缺乏血糖管理的系统性和规范性,导致血糖达标率不理想。患者面临更长的住院时间、更高的费用支出和更高的医疗风险,直接影响病情及预后。目前,控制血糖不再仅仅是内分泌科的事,已成为全院所有科室需要面对的课题。因此,建立一套全院血糖管理体系势在必行。

在河南省人民医院护理部张红梅主任的指导和支持下,以内分泌代谢性疾病科(简称:内分泌科)为中心,由内分泌科专科医生、糖尿病专科护士、胰岛素泵专职护士、糖尿病联络护士、非内分泌科医生、营养师、心理学专家等组成的全院血糖管理团队,对全院血糖管理进行了创新性探索。我们使用血糖管理系统对住院高血糖患者建档,提供随访服务,收集科研数据,进行同质化管理,实现以患者为中心的个体化血糖控制目标及治疗策略,为建立符合我院临床实际的血糖管理模式奠定坚实的基础。

在对全院患者进行血糖管理的过程中,我们发现,非内分泌科医护团队对血糖监测、糖尿病药物使用、糖尿病药物注射及胰岛素泵管理等方面有较多知识需求。因此,在护理部和内分泌科的授权下,由内科综合科护士长韦伟组建全院血糖管理书籍的编写团队。团队成员共同研读糖尿病相关指南、专家共识、行业标准以及相关文献资料,结合全院血糖管理实践经验,历经两年多的辛苦撰写及反复修改,《全院血糖管理护理手册》几经易稿,终于付梓。

本书详细阐述了医院内血糖的规范管理及临床实践。全书共6章，第一章和第二章介绍了全院血糖管理概述和全院血糖管理团队组成，指出了全院血糖管理的迫切性及组建全院血糖管理团队的重要性；第三章至第六章为本书精华所在，分别详细介绍了血糖监测的规范操作、常见问题及处理，临床常见降糖药物的药理作用、适用范围、药效、用法、不良反应及注意事项，糖尿病药物注射管理规范、常见药物注射工具及注射技术，胰岛素泵治疗适应证及禁忌证、胰岛素泵安装流程等内容，并以"问题与答案"的形式解答了临床胰岛素泵管理过程中的常见问题及处理。

本书是一本实用性极强的工具书，为临床医护工作者更好地管理糖尿病患者提供依据。我深信，本书对广大临床医护的日常工作大有帮助，所以把这本书推荐给广大的读者朋友，相信此书的出版会对临床医护人员更加规范地管理全院血糖带来启发与帮助。

河南省人民医院内分泌代谢性疾病科主任

袁慧娟

目 录

第一章　全院血糖管理概述 ⋯⋯⋯⋯⋯⋯⋯⋯⋯⋯⋯⋯⋯⋯⋯⋯⋯⋯⋯⋯⋯⋯⋯⋯⋯ 001

 第一节　全院血糖管理的现状 ⋯⋯⋯⋯⋯⋯⋯⋯⋯⋯⋯⋯⋯⋯⋯⋯⋯⋯⋯⋯⋯⋯ 002
  一、非内分泌科高血糖住院患者的血糖管理亟待重视 ⋯⋯⋯⋯⋯⋯⋯⋯⋯ 002
  二、非内分泌科住院医生的血糖管理能力有待提高 ⋯⋯⋯⋯⋯⋯⋯⋯⋯⋯ 002
  三、对围手术期患者血糖的关注及有效管理不足 ⋯⋯⋯⋯⋯⋯⋯⋯⋯⋯⋯ 002
  四、非内分泌科高血糖管理存在较多问题 ⋯⋯⋯⋯⋯⋯⋯⋯⋯⋯⋯⋯⋯⋯ 003
 第二节　全院血糖管理的模式介绍 ⋯⋯⋯⋯⋯⋯⋯⋯⋯⋯⋯⋯⋯⋯⋯⋯⋯⋯⋯ 003
  一、科室自我管理模式 ⋯⋯⋯⋯⋯⋯⋯⋯⋯⋯⋯⋯⋯⋯⋯⋯⋯⋯⋯⋯⋯⋯ 003
  二、会诊专业管理模式 ⋯⋯⋯⋯⋯⋯⋯⋯⋯⋯⋯⋯⋯⋯⋯⋯⋯⋯⋯⋯⋯⋯ 004
  三、互联网系统管理模式 ⋯⋯⋯⋯⋯⋯⋯⋯⋯⋯⋯⋯⋯⋯⋯⋯⋯⋯⋯⋯⋯ 005
 第三节　全院血糖管理的目标和原则 ⋯⋯⋯⋯⋯⋯⋯⋯⋯⋯⋯⋯⋯⋯⋯⋯⋯⋯ 006
  一、全院血糖管理目标 ⋯⋯⋯⋯⋯⋯⋯⋯⋯⋯⋯⋯⋯⋯⋯⋯⋯⋯⋯⋯⋯⋯ 006
  二、全院血糖管理原则 ⋯⋯⋯⋯⋯⋯⋯⋯⋯⋯⋯⋯⋯⋯⋯⋯⋯⋯⋯⋯⋯⋯ 009

第二章　全院血糖管理团队 ⋯⋯⋯⋯⋯⋯⋯⋯⋯⋯⋯⋯⋯⋯⋯⋯⋯⋯⋯⋯⋯⋯⋯⋯ 012

 第一节　全院血糖管理团队的成员介绍 ⋯⋯⋯⋯⋯⋯⋯⋯⋯⋯⋯⋯⋯⋯⋯⋯⋯ 012
 第二节　全院血糖管理团队的职责 ⋯⋯⋯⋯⋯⋯⋯⋯⋯⋯⋯⋯⋯⋯⋯⋯⋯⋯⋯ 012
  一、内分泌科医生职责 ⋯⋯⋯⋯⋯⋯⋯⋯⋯⋯⋯⋯⋯⋯⋯⋯⋯⋯⋯⋯⋯⋯ 012
  二、非内分泌科医生职责 ⋯⋯⋯⋯⋯⋯⋯⋯⋯⋯⋯⋯⋯⋯⋯⋯⋯⋯⋯⋯⋯ 013
  三、全院血糖管理护士职责 ⋯⋯⋯⋯⋯⋯⋯⋯⋯⋯⋯⋯⋯⋯⋯⋯⋯⋯⋯⋯ 013
  四、营养师职责 ⋯⋯⋯⋯⋯⋯⋯⋯⋯⋯⋯⋯⋯⋯⋯⋯⋯⋯⋯⋯⋯⋯⋯⋯⋯ 015
  五、心理咨询师职责 ⋯⋯⋯⋯⋯⋯⋯⋯⋯⋯⋯⋯⋯⋯⋯⋯⋯⋯⋯⋯⋯⋯⋯ 016
 第三节　全院血糖管理的团队培训 ⋯⋯⋯⋯⋯⋯⋯⋯⋯⋯⋯⋯⋯⋯⋯⋯⋯⋯⋯ 016
  一、团队培训 ⋯⋯⋯⋯⋯⋯⋯⋯⋯⋯⋯⋯⋯⋯⋯⋯⋯⋯⋯⋯⋯⋯⋯⋯⋯⋯ 016
  二、胰岛素泵专职护士培训 ⋯⋯⋯⋯⋯⋯⋯⋯⋯⋯⋯⋯⋯⋯⋯⋯⋯⋯⋯⋯ 017
  三、非内分泌科联络护士培训 ⋯⋯⋯⋯⋯⋯⋯⋯⋯⋯⋯⋯⋯⋯⋯⋯⋯⋯⋯ 018

第三章　血糖监测相关管理内容 ··········· 019

第一节　血糖监测管理制度 ··········· 019
一、毛细血管血糖监测 ··········· 019
二、HbA1c 仪器 ··········· 020
三、持续葡萄糖监测设备 ··········· 020

第二节　血糖监测的原则 ··········· 022
一、毛细血管血糖监测原则 ··········· 022
二、糖化血红蛋白监测原则 ··········· 023
三、持续葡萄糖监测原则 ··········· 023

第三节　血糖监测操作规范 ··········· 024
一、便携式血糖监测仪使用操作技术规范 ··········· 024
二、持续葡萄糖监测系统使用操作技术规范 ··········· 026

第四节　血糖监测常见问题及解决方法 ··········· 030
一、便携式血糖仪的常见问题及处理 ··········· 030
二、持续葡萄糖监测仪的常见问题及处理 ··········· 031

第五节　血糖监测质量控制 ··········· 032
一、便携式血糖仪专科质量指标 ··········· 032
二、持续葡萄糖监测专科质量指标 ··········· 034

第四章　糖尿病药物相关管理内容 ··········· 035

第一节　口服药物的用药指导 ··········· 035
一、二甲双胍 ··········· 035
二、磺脲类药物 ··········· 036
三、格列奈类 ··········· 038
四、噻唑烷二酮类 ··········· 039
五、α-糖苷酶抑制剂 ··········· 040
六、DPP-4 抑制剂 ··········· 042
七、钠-葡萄糖共转运蛋白 2（SGLT2）抑制剂 ··········· 043

第二节　注射药物的用药指导 ··········· 044
一、胰岛素 ··········· 044
二、胰高糖素样肽-1 受体激动剂 ··········· 046

第五章　糖尿病药物注射相关管理内容 ··········· 048

第一节　糖尿病药物注射管理制度 ··········· 048

一、糖尿病药物规范注射管理制度 ·· 048
　　二、糖尿病注射装置使用风险管理制度 ·· 048
　第二节　糖尿病药物注射操作规范 ·· 049
　　一、糖尿病药物注射管理流程 ·· 049
　　二、糖尿病药物注射工具 ·· 050
　　三、糖尿病药物注射技术 ·· 050
　第三节　糖尿病药物注射的常见问题及处理 ·· 058
　　一、胰岛素注射笔和胰岛素专用注射器常见问题及处理 ································ 058
　　二、无针注射器注射常见问题及处理 ·· 061
　　三、GLP-1受体激动剂注射常见问题及处理 ··· 062
　第四节　糖尿病药物注射质量控制 ·· 064
　　一、患者因素 ·· 064
　　二、装置及药物因素 ·· 064
　　三、医务人员因素 ·· 064

第六章　胰岛素泵相关管理内容 ·· 066

　第一节　胰岛素泵管理制度 ·· 066
　　一、胰岛素泵日常管理制度 ·· 066
　　二、胰岛素泵维护制度 ·· 066
　　三、胰岛素泵院内借用制度 ·· 067
　　四、胰岛素泵院外租借制度 ·· 067
　　五、胰岛素泵使用风险管理制度 ·· 067
　　六、胰岛素泵使用耗材管理制度 ·· 068
　第二节　胰岛素泵操作规范 ·· 068
　　一、胰岛素泵管理流程 ·· 068
　　二、胰岛素泵治疗适应证及禁忌证 ·· 074
　　三、胰岛素泵的安装 ·· 075
　　四、主要合并症及处理要点 ·· 076
　第三节　胰岛素泵的常见问题及处理 ·· 076
　第四节　胰岛素泵质量控制 ·· 078
　　一、患者因素 ·· 078
　　二、设备因素 ·· 079
　　三、人员因素 ·· 079

附录

附录一　院内糖尿病患者护理会诊单　　080
附录二　临床胰岛素使用与管理规范　　081
附录三　便携式血糖监测仪操作考核评分标准　　084
附录四　扫描式动态葡萄糖监测技术操作考核评分标准　　086
附录五　胰岛素注射笔操作考核评分标准　　088
附录六　胰岛素泵的安装流程与考核评分标准　　090
附录七　患者胰岛素泵治疗告知书　　092
附录八　患者动态葡萄糖连续监测传感器佩戴告知书　　093
附录九　院内血糖管理护理巡查记录单　　094

参考文献　　095

后记　　099

第一章 全院血糖管理概述

随着我国老龄人口的增加及生活方式的改变,糖尿病患病率呈逐年上升趋势,据国际糖尿病联盟(International Diabetes Federation,IDF)统计,过去的10年间(2011—2021年),我国成人糖尿病患者人数由9 000万增加至1.40亿,增幅达56%,其中尚未被确诊患者约7 283万名(占比51.7%)。预计2030年、2045年糖尿病患者总数将增加到1.64亿、1.75亿。

因血糖控制不佳而入院治疗的糖尿病患者多集中于内分泌科病房,然而,因合并症及其他疾病而住院后发现血糖高的患者大多数分布在其他科室,因此血糖管理面临着诸多障碍。由于很多已确诊糖尿病的住院患者,入院主要原因也并非糖尿病,控制血糖并非住院的首要目的,医护人员、患者及家属无法将注意力集中到血糖问题上,血糖管理易被忽视。加之,非内分泌科医生对血糖控制关注不足,缺乏控制血糖的经验,而内分泌科医生也不能做到每天跟踪随访患者并及时调整治疗方案,患者的血糖管理及控制目标难以得到落实。

此外,有研究指出,非内分泌科医护人员缺乏血糖管理知识和技能,导致非内分泌科糖尿病患者血糖异常时得不到专业的治疗和护理,同时持续高血糖状态会对住院患者的心、脑、血管及其他器官造成持续损害,对疾病预后产生不利影响,增加手术风险及全身并发症发生风险,导致住院时间延长、医疗花费增加、再入院率增高。因此,进一步提高对全院血糖管理的重视,并开展前瞻性医疗研究,势在必行。

住院患者高血糖是指患者住院期间随机血糖水平>7.8 mmol/L。若血糖水平持续而明显地高于此水平则提示患者有可能需要接受治疗。造成高血糖的原因既可以是已知的或未诊断的糖尿病,也可以是由于急危重症所致的应激性高血糖。无论高血糖的原因如何,也不论患者是否伴有糖尿病,高血糖均会增加住院患者的并发症和死亡风险。

因此,无论是否已诊断为糖尿病,患者住院期间高血糖的风险都不容忽视。对所有的高血糖患者在入院时均应监测血糖并询问是否有糖尿病病史,必要时检测糖化血红蛋白(HbA1c)水平以明确患者住院前是否已经存在糖尿病。

第一节 全院血糖管理的现状

一、非内分泌科高血糖住院患者的血糖管理亟待重视

有研究显示,已知糖尿病的患者住院时,有46.8%分布在其他内科,25.1%分布在外科,入住内分泌科的仅有15.4%;新诊断糖尿病患者住院时,有60.4%分布在其他内科,31.25%分布在外科,入住内分泌科的仅有4.17%。有研究对内科ICU住院患者的调查发现,既往有糖尿病病史合并高血糖的患者中,93.2%住院期间给予了降糖治疗,降糖方案以口服药物(53.0%)和皮下注射胰岛素(24.9%)为主;在既往无糖尿病病史的高血糖患者中,84.4%的患者住院期间没有给予任何降糖治疗。因此,非内分泌科高血糖住院患者的血糖管理亟待重视。

二、非内分泌科住院医生的血糖管理能力有待提高

一项针对非内分泌科住院医师的调查显示,190人中有75.26%未参加过内分泌科轮转工作;住院医生对血糖管理的理论知识掌握不足,回答正确率为41.26%;对胰岛素使用的了解程度较低,仅16.82%的被调查者熟悉糖尿病防治指南,仅有不到30%的住院医生对胰岛素种类、特点及常用胰岛素治疗方案熟悉。另一项针对某三甲医院6年糖尿病会诊的病例汇总发现,申请内分泌科会诊的人次逐年增加。因此,需要以内分泌科来主导加强全院血糖管理。

三、对围手术期患者血糖的关注及有效管理不足

围手术期血糖管理涉及多个科室,需要内分泌科、外科、麻醉科、检验科、营养科的共同参与。有研究显示,围手术期高血糖发生率在普通外科患者中占20%~40%,在胃肠手术患者中约占75%,在心脏外科患者中约占80%。可见对围手术期患者血糖的关注及有效管理不足,围手术期高血糖可导致机体代谢和器官功能紊乱,加重器官损伤,诱发多种并发症,增加术后感染甚至死亡风险。围手术期低血糖也是造成围手术期患者死亡的风险之一,其发生率为5.1%~25.3%。

四、非内分泌科高血糖管理存在较多问题

1. 对高血糖控制目标和循证医学依据缺乏系统了解。
2. 降糖药物种类较多,缺乏合理的降糖方案。
3. 对胰岛素种类、剂量设定及调整知晓率低。
4. 缺乏胰岛素泵、动态血糖监测仪等设备的使用及管理经验。
5. 糖尿病饮食管理、合理用药、自我监测等健康宣教经验缺乏。

第二节 全院血糖管理的模式介绍

全院血糖管理模式是在管理理念指导下建构起来的,由管理方法、管理制度、管理工具、管理程序组成的住院血糖管理行为体系结构。由于各国医患关系、医院体制及医保制度的不同,住院患者管理模式存在差异。本书参照美国临床内分泌医师协会(American Association of Clinical Endocrinologists,AACE)住院患者血糖管理模式,结合我国住院患者及医院管理实情,对我国住院患者推荐以下几种血糖管理模式,以帮助住院患者进行良好的血糖控制。

根据我国住院患者病情轻者比例较高、新诊断糖尿病患者入院治疗较多、住院期间新发现的糖尿病患者较多、住院患者病情差异性大等特点,推荐我国住院血糖管理模式分为以下3种。

一、科室自我管理模式

(一)定义

住院患者血糖由患者所在科室医护人员、健康教育工作者、营养师、患者等共同参与的血糖管理模式。

(二)适用条件

1. 集中收治在内分泌科的患者。
2. 收治在非内分泌科病区患者。
(1)入院前血糖控制尚可的患者,住院期间可继续入院前控糖方案。
(2)住院期间按照临床指南给予基础-餐时胰岛素注射方案,血糖容易达标的患者。

(3)收治于重症病区的患者,病区医师能够按照临床指南规范使用并合理调整胰岛素方案。

(三)优势与不足

1. 优势　患者能第一时间得到所在科室医护人员、健康教育工作者、营养师等的指导及治疗。

2. 不足　由于非内分泌科医护人员糖尿病知识的非专业性及患者健康教育不到位,非内分泌科住院患者血糖达标率低。

二、会诊专业管理模式

(一)定义

非内分泌科住院患者的血糖除由患者所在科室医护人员、健康教育工作者、营养师、患者等参与血糖管理外,在出现血糖控制不良、临床状态特殊、控糖方案制定困难等情形时,内分泌科医师通过会诊方式参与血糖管理的模式。

糖尿病团队管理模式为会诊专业管理模式的一种,是由内分泌科医生及糖尿病教育护士组成核心管理团队,其他非内分泌科室的护士也参与并共同管理住院患者血糖的会诊模式。如果医院情况允许,也可以在团队中加入营养师、药剂师等多学科成员。

糖尿病团队管理模式同样由内分泌科医生给出会诊治疗意见,但可以更多地发挥护士的职能,糖尿病教育护士可以协助内分泌科医生对非内分泌科的高血糖住院患者进行随访,反馈患者情况给内分泌医生并传达内分泌科医生的治疗意见。

此外,糖尿病团队管理模式需要医院行政管理层的支持和(或)非内分泌科室的良好合作意愿,同时要求内分泌科具有高效的医护团队,因此需要各医院根据自身情况来决定是否实施。

(二)适用条件

1. 住院期间按照临床指南使用及调整胰岛素治疗方案,但血糖仍不能达标的患者。

2. 合并特殊情况的患者,如进食不规律、需肠内营养、应激、伴有糖尿病急性并发症、糖尿病妊娠、围手术期的患者;合并使用糖皮质激素、免疫抑制剂等的患者。

(三)优势与不足

1. 优势　内分泌科医师通过全院会诊参与非内分泌科住院患者的血糖管理,既可以提高患者血糖达标率,也可以缩短平均住院日并改善患者临床结局。

2. 不足　由于医疗资源的短缺,内分泌科医护人员不可能参与每个非内分泌科住院患者的血糖管理,更多的住院糖尿病患者血糖管理实际上由其所在科室医护人员完成,得到内分泌科医师的指导有限。

三、互联网系统管理模式

随着互联网技术的发展、医疗软件的开发利用以及智能手机、平板电脑等移动终端的普及,基于互联网的系统管理模式逐渐用于糖尿病患者血糖管理,通过信息技术合理配置医疗资源,提高医疗资源的利用率。

(一)定义

利用住院患者互联网管理系统,与患者血糖监测数据管理系统相结合,使全院任一科室糖尿病患者都能及时接受糖尿病专科医护的远程系统管理,包括糖尿病教育、监测及治疗方案制定与调整。

(二)适用条件

1. 建立好互联网系统管理模式的医院,并可以开展远程糖尿病系统管理。
2. 适合该系统的患者均已纳入系统管理,且录入信息准确。
3. 患者能配合医护治疗方案的执行。

(三)优势与不足

1. 优势

(1)国内外互联网系统管理模式有所不同,对住院患者血糖控制改善率不一,但均能提高住院患者血糖达标率,降低低血糖发生率及平均住院日,改善预后。

(2)提高患者糖尿病知识的知晓率,提高医护人员工作效率,同时提升患者满意度。

(3)管理系统通过对患者连续的、主动的个性化服务与管理,实现了全院"内分泌科-非内分泌科"血糖管理无缝衔接。

2. 不足

(1)护理人员的工作量繁重,系统的交互界面操作困难、内置提醒设置不充足等是互联网系统管理模式实施的主要困难。

(2)低血糖的发生在系统中被过分关注,导致护士为避免低血糖发生而不完全执行系统推荐的胰岛素注射剂量,加大了血糖达标的难度。

(3)互联网系统管理模式的所有信息建立在电子病历基础上,缺乏面对面的内分泌医师会诊评估,而面对面专科会诊评估具有不可替代性。

第三节　全院血糖管理的目标和原则

一、全院血糖管理目标

近年来，随着对住院高血糖管理认识的不断深化和证据积累，血糖控制目标已由强化血糖控制发展至多样化的个体化目标。我们参考多个国内外指南并结合中国的临床实际情况及特点，推荐对不同的住院高血糖患者使用不同的血糖控制目标，达到更为精细和个体化的管理。推荐的住院高血糖患者血糖控制目标分层如表1-1所示。

表1-1　住院高血糖患者血糖控制目标分层　　　　　　　　（单位：mmol/L）

	严格	一般	宽松
空腹或餐前血糖	4.4~6.1	6.1~7.8	7.8~10.0
餐后2h或随机血糖	6.1~7.8	7.8~10.0	7.8~13.9

（一）一般住院高血糖患者血糖控制目标

一般住院高血糖患者血糖控制目标见表1-2。

表1-2　一般住院高血糖患者的血糖控制目标

	病情分类	血糖控制目标
内分泌科或其他内科	新诊断、非老年、无并发症及伴发疾病，降糖治疗无低血糖和体重增加（超级肥胖患者）等不良反应	严格
	低血糖高危人群	宽松
	心脑血管疾病高危人群，同时伴有稳定心脑血管疾病	一般
	因心脑血管疾病入院	宽松

（二）1型糖尿病患者血糖控制目标

1型糖尿病（T1DM）多发群体为儿童、青少年。1型糖尿病患者的血糖控制目标需差

第一章 全院血糖管理概述

异化、个体化。对使用持续皮下胰岛素注射(CSII)、有能力进行规律血糖监测或使用动态血糖监测系统(CGMS)的患儿以及具有部分残存β细胞功能的新发T1DM患儿,建议HbA1c控制目标值<7%;对于不能准确识别低血糖及较频繁低血糖、既往有严重低血糖或医疗资源落后地区的T1DM患儿,建议HbA1c控制目标值<7.5%。详见表1-3。

表1-3 ISPAD和ADA建议HbA1c及血糖控制目标值

建议单位	HbA1c/%	血糖/(mmol/L)			
		餐前	餐后	睡前	夜间
ISPAD	<7.0	4.0~7.0	5.0~10.0	4.4~7.8	4.5~9.0
ADA	<7.5	5.0~7.2	–	5.0~8.3	–

注:ISPAD为国际青少年糖尿病联盟;ADA为美国糖尿病协会;HbA1c为糖化血红蛋白;-为无推荐参考值。

(三)特殊人群血糖控制目标

1. 糖尿病妊娠及妊娠糖尿病患者血糖控制目标 妊娠期间高血糖包括糖尿病妊娠与妊娠糖尿病(GDM),不论是哪种类型高血糖,均可能导致不良妊娠结局,其与非妊娠的糖尿病或高血糖患者相比,妊娠患者由于涉及母亲和胎儿两方面,其控制目标需要更为严格,具体目标见表1-4。

表1-4 妊娠期间血糖控制目标

糖尿病妊娠	妊娠糖尿病
餐前、夜间及空腹血糖(FPG)3.3~5.6 mmol/L	餐前≤5.3 mmol/L,夜间不低于3.3 mmol/L
餐后峰值血糖5.6~7.1 mmol/L	餐后1 h≤7.8 mmol/L,餐后2 h≤6.7 mmol/L
HbA1c<6.0%	HbA1c<5.5%

2. 老年糖尿病患者血糖控制目标 参考美国内分泌学会发布的《老年糖尿病临床实践指南》及《中国老年糖尿病诊疗指南(2021版)》推荐的血糖控制目标,根据老年健康状态综合评估结果与患者是否应用低血糖风险较高药物两项指标推荐的老年糖尿病患者的糖化血红蛋白(HbA1c)、空腹或餐前血糖及睡前血糖目标值,详见表1-5。需要注意的是,针对健康状态差的老年糖尿病患者应根据患者自身情况适当放宽血糖控制目标。此外,我国老年糖尿病患者餐后血糖升高明显,在临床实践过程中,可按照需要根据HbA1c值换算餐后血糖控制目标提高对患者血糖的管理。一些反映血糖波动的指标如葡萄糖目标范围时间、葡萄糖低于目标范围的时间、葡萄糖高于目标范围的时间与血糖变异系

数等均可作为血糖控制的补充指标。

表1-5 中国老年糖尿病患者血糖控制目标

血糖监测指标	未使用低血糖风险较高药物			使用低血糖风险较高药物		
	良好	中等	差	良好	中等	差
HbA1c/%	<7.5	<8.0	<8.5	7.0~7.5	7.5~8.0	8.0~8.5
空腹或餐前血糖/(mmol/L)	5.0~7.2	5.0~8.3	5.6~10.0	5.0~8.3	5.6~8.3	5.6~10.0
睡前血糖/(mmol/L)	5.0~8.3	5.6~10.0	6.1~11.1	5.6~10.0	8.3~10.0	8.3~13.9

注：HbA1c 为糖化血红蛋白；低血糖风险较高的药物：如胰岛素、磺脲类药物、格列奈类药物等。

3. 围手术期、急危重症患者及其他特殊人群血糖控制目标 见表1-6。

表1-6 围手术期、急危重症患者及其他特殊人群血糖控制目标

	病情分类	血糖控制目标
择期手术患者（术前、术中、术后）	大中小手术患者	一般
	精细手术（如整形）	严格
	器官移植手术	一般
急诊手术（术前、术中、术后）	大中小手术	宽松
	精细手术（如整形）	严格
	器官移植手术	一般
重症监护单元（ICU）急危重症患者	外科 ICU（SICU）	一般
	内科 ICU（MICU）	宽松
特殊人群	中重度肝肾功能不全	宽松
	糖皮质激素治疗	一般
	预期寿命<5 年（如癌症等）	宽松
	精神或智力障碍	宽松
	胃肠内外营养	宽松

二、全院血糖管理原则

(一)内分泌科住院糖尿病患者的血糖管理原则

1.病情评估

(1)病因及病理生理特点:病因包括糖尿病病因及血糖控制不佳的原因,如家族史、胰岛相关抗体、生活方式、目前降糖方案及治疗依从性等;对于怀疑单基因突变糖尿病的患者可进行基因诊断。病理生理特点包括胰岛素抵抗、胰岛 α 及 β 细胞功能、尿糖水平等。

(2)血糖控制情况:所有患者如3个月内未检测 HbA1c,应进行 HbA1c 检测;所有患者在住院期间均常规每天检测毛细血管血糖7次,必要时加测夜间血糖;对于使用胰岛素静脉输注的患者可每 0.5~2.0 h 监测1次血糖;对于血糖控制稳定的患者可监测早晚餐前、餐后 2 h 及睡前血糖。有条件的患者可以使用持续葡萄糖监测(CGM)进行血糖监测。

(3)代谢综合征相关指标:糖尿病患者常伴随其他代谢异常,住院期间应评估血压、血脂、血尿酸指标以及脂肪肝等代谢疾病的情况。

(4)糖尿病并发症评估:对于怀疑合并急性并发症的患者,需立即检测血糖、血酮体或尿酮体、血气分析、电解质、心肌酶谱、肾功能、血常规、尿常规、大便常规。对于所有糖尿病患者,住院期间应完成各种糖尿病慢性并发症评估。大血管并发症检查如颈动脉超声、四肢血管超声、经皮氧分压;微血管并发症检查如眼底、尿微量白蛋白;神经病变如神经电生理、感觉阈值等。

(5)糖尿病伴发症评估:糖尿病患者易合并感染、肿瘤、心理疾病及其他内分泌科疾病(如骨质疏松、甲状腺疾病等),住院期间可针对患者情况完善相应检查。

2.治疗 包括教育及生活方式干预、降糖治疗等。

3.出院前准备

(1)制订并告知院外降糖及综合治疗方案。院外降糖方案在住院期间逐步形成,或胰岛素强化治疗转为院外非胰岛素强化治疗方案时需要至少监测1天的7次血糖,以评估治疗方案的有效性和安全性。

(2)告知患者出院后血糖监测频率和控制目标。

(3)制订体重管理与生活方式计划。

(4)告知随访时间和内容。

(二)非内分泌科住院糖尿病或高血糖患者的血糖管理原则

1.主要疾病的治疗 非内分泌科患者的住院治疗以治疗主要疾病为主,降糖治疗为辅。

2. 管理模式　我国住院血糖管理有以下3种模式:①科室自我管理模式。②会诊专业管理模式。③互联网系统管理模式。具体内容见第一章第二节。

3. 血糖管理原则

(1)对血糖控制未达标的非内分泌科住院高血糖患者,尤其在合并有糖尿病酮症、糖尿病酮症酸中毒(DKA)和高渗性高血糖状态(HHS)等急性并发症的患者,建议邀请内分泌专科医师协同诊治。

(2)非内分泌科患者的血糖控制目标以一般及宽松的目标为主,应注意避免出现低血糖。

(3)对于大多数的非内分泌科住院高血糖患者而言,胰岛素是控制血糖的首选治疗方法。对于血糖持续>10.0 mmol/L的糖尿病住院患者,建议启用胰岛素治疗。

4. 降糖方案的选择

(1)使用胰岛素降糖。

1)对于合并DKA、HHS、乳酸酸中毒及因其他危重疾病在重症监护室住院治疗的急危重症患者,推荐采用持续静脉胰岛素输注,根据患者病情及血糖波动情况随时调整输液速度及胰岛素剂量;对于非急危重症患者,可考虑皮下胰岛素注射。胰岛素注射剂量根据进餐和睡眠时间进行设定。

2)对于进食差或无法正常进食的患者,可考虑以基础胰岛素为主,辅以短效或速效胰岛素注射。

3)与基础-餐时胰岛素治疗方案相比,预混胰岛素可能增加住院患者低血糖风险,因此,对于住院患者推荐基础-餐时胰岛素治疗方案。部分血糖平稳的患者在严格血糖监测的情况下可选择预混胰岛素,如发生低血糖则改用基础-餐时胰岛素治疗方案。

(2)口服降糖药物,包括二肽基肽酶Ⅳ抑制剂(DPP-4i)、糖苷酶抑制剂、二甲双胍、磺脲类药物和钠-葡萄糖共转运蛋白2抑制剂(SGLT2i)等。

1)如果患者的临床状况比较稳定、进食规律并且没有使用这些药物的禁忌证,则在入院后可以考虑继续应用院前口服降糖药物。

2)对于存在心脑血管疾病高危因素的患者,可据情况使用钠-葡萄糖共转运蛋白2抑制剂(SGLT2i)治疗;对于存在慢性肾脏病或心功能不全的患者,可加用SGLT2i、DDP-4i。

3)SGLT2i应该避免在病情严重或存在酮症的患者以及长时间的禁食和外科手术患者中使用。在确定安全性和有效性之前,不建议将SGLT2i用于常规住院治疗。

5. 出院随访　出院小结应包括高血糖的病因信息、相关并发症与合并症、推荐的后续治疗方案等。

(1)出院时向患者及家属交代清楚降糖方案,确保新处方的安全性;教育其正确使用并处置胰岛素皮下注射针头和注射器;提供购买相关医疗设备或耗材的信息(如胰岛素笔、便携式血糖仪);对药物的服用方法、药品的管理、血糖监测、高血糖和低血糖的识别、预防和应急处理进行宣传教育。

(2)内分泌科医师应协同他科医师随访患者,建议所有糖尿病或高血糖患者在出院1个月后至内分泌科随访。

(3)内分泌医师根据糖尿病患者出院后的血糖水平进行降糖方案的调整并制订长期随访方案。对于住院新发现的高血糖患者有必要在出院后重新进行糖代谢状态的评估。对于需要长期共同随访的患者,如糖尿病视网膜病变、糖尿病肾病、妊娠期糖尿病患者等,可由相关科室与内分泌科设立共同门诊。

第二章　全院血糖管理团队

第一节　全院血糖管理团队的成员介绍

全院血糖管理团队是以内分泌科为中心，由内分泌科医生、糖尿病专科护士、胰岛素泵专职护士、糖尿病联络护士、非内分泌科医生、非内分泌科责任护士、营养师、心理学专家等组成的专业血糖管理团队，旨在对全院高血糖患者进行系统管理，实现以患者为中心的个体化血糖控制目标及治疗策略。河南省人民医院为了更加有效地管理全院胰岛素泵，设置胰岛素泵专职护士岗位和非内分泌科胰岛素泵联络护士岗位，共同负责统筹全院胰岛素泵管理和院外使用胰岛素泵患者的随访。

第二节　全院血糖管理团队的职责

一、内分泌科医生职责

1. 高级职称医师承担会诊工作，接收非内分泌科医生对高血糖患者的会诊请求，全面系统评估患者，并与主管医生、患者及家属沟通，制订个体化治疗方案及血糖控制目标。

2. 为使用胰岛素泵的患者制订胰岛素泵治疗方案，包括胰岛素泵基础率的设定和餐前大剂量的设定，与胰岛素泵专职护士联系为患者安装胰岛素泵。

3. 每日对胰岛素泵治疗患者的血糖进行追踪查房1~2次，根据患者血糖情况及时调整胰岛素泵的基础率及餐前大剂量。

4. 利用全院信息化平台对患者随时进行血糖评估及追踪。

5. 与相关专科的医生讨论患者血糖对相关治疗（手术）的影响，并关注患者的血糖变化。

6. 胰岛素泵治疗结束后,为患者制订撤泵后治疗方案及随访。

7. 与营养科合作,共同为患者提供膳食指导方案并指导饮食治疗。

8. 出院时向患者及家属交代清楚降糖治疗方案,确保新处方的安全性,并预约下次内分泌专科复诊时间。

二、非内分泌科医生职责

1. 非内分泌科医生(管床医生)对于高血糖患者的治疗,须请内分泌科医生会诊。

2. 负责所管患者本专科病情的观察及处理,关注患者血糖对预后的影响,对于患者血糖方面的问题,及时与内分泌科医生沟通。

3. 与内分泌科医生讨论患者相关治疗(手术)对血糖的影响,并及时采取应对策略。

4. 患者进行特殊的检查及治疗时,及时与内分泌科医生、胰岛素泵专职护士沟通。

三、全院血糖管理护士职责

根据全院血糖管理需求和胰岛素泵治疗的特点,从岗位级别、岗位资质、岗位职责(包括临床护理、病区管理、护理培训、护理教学、护理科研)等方面进行岗位介绍,对全院护士实施岗位竞聘。

(一)全院血糖管理专职护士岗位资质要求

1. 应为注册护士,具有临床护理工作5年及以上工作经验,本科及以上学历,护师及以上职称,专职胰岛素泵护理岗位培训考核合格。

2. 经过各级机构组织的胰岛素泵治疗护理技能培训,掌握本专科相应的医学基础理论知识、病理生理学知识及多学科护理知识;掌握胰岛素泵工作原理、使用操作规范、安装、调试及报警处理措施。

3. 能独立完成对长期带泵患者及家属的健康教育和随访管理。

4. 具备全院胰岛素泵管理质控的能力。

5. 有能力组织对胰岛素泵联络护士的培训。

6. 具备良好的沟通协调能力。

(二)全院血糖管理专职护士职责

1. 临床护理

(1)巡泵时准确全面评估患者生理、心理状况,警惕潜在的各类风险,如低血糖、酮症酸中毒、管道滑脱等。

（2）根据内分泌科医生会诊医嘱安装胰岛素泵，向患者和家属告知胰岛素泵治疗的目的和注意事项，签署《非内分泌科胰岛素泵治疗患者知情同意书》（详见附录七），进行胰岛素泵的置入。

（3）做好安全用泵健康宣教工作。

（4）巡泵时做好与胰岛素泵治疗患者的责任护士的交班并记录。护士长及责任护士知晓胰岛素泵治疗和护理注意事项。患者床尾悬挂"胰岛素泵"提示牌，床头悬挂《院内血糖管理护理巡查记录单》（详见附录九），发放胰岛素泵健康教育资料。与患者的责任护士进行一对一培训胰岛素泵基本操作及紧急预案。

（5）每日床边巡泵1~2次，完成胰岛素泵的相关护理、记录巡查情况。及时向会诊医生反馈患者的血糖变化情况，调整胰岛素泵剂量。

（6）及时向内分泌科医生反馈患者的停泵指标及完善停用胰岛素泵治疗后的随访管理。

2.病区管理

（1）制定和规范全院胰岛素泵管理制度和流程，明确各方职责。

（2）制定胰岛素泵应急预案，保障患者用泵安全。

（3）制定胰岛素泵宣教资料：制定胰岛素泵宣教手册、胰岛素泵操作视频、各种指引、胰岛素泵操作流程、巡视记录卡、温馨提示卡等，并定期进行更新。

（4）胰岛素泵治疗结束后，征集胰岛素泵使用科室医护人员和患者满意度，持续改进工作；跟进患者的治疗方案，并做好健康教育指导；建立胰岛素泵治疗患者档案，按要求随访，进行系统化管理。

3.护理教学

（1）对非内分泌科护士进行培训。培训内容包括：胰岛素泵的工作原理、胰岛素泵主显示屏各按键的功能、使用胰岛素泵时胰岛素选择、基础量的设置和回顾、餐前大剂量的注射和回顾、暂停注射的操作、识别低电池和低液量等特殊情况、磁共振和CT等放射性检查时胰岛素泵的处理、胰岛素泵报警的处理等，规范胰岛素泵操作技术和护理常规。

（2）定期组织全院各病区进行胰岛素泵专科理论学习与护理查房。

（3）定期对临床胰岛素泵护理、糖尿病知识和全科操作技能进行考核与反馈。

4.护理科研

（1）查阅胰岛素泵管理文献或资料，及时更新胰岛素泵相关知识并分享至全院血糖管理团队中。

（2）定期组织全院或病区内糖尿病和胰岛素泵相关业务学习。

（3）总结胰岛素泵管理经验，并积极发表相关文章。

（三）糖尿病联络护士职责

1.掌握胰岛素泵操作技能，负责本科室护理人员糖尿病知识培训与相关操作技术的指导。

2. 参与糖尿病专业小组的活动,每季度负责总结所在科室的糖尿病患者护理情况及胰岛素泵治疗情况的反馈。

3. 关注胰岛素泵治疗患者动态,及时与胰岛素泵专职护士联系。

4. 参加全院糖尿病的护理会诊、讨论。

(四)非内分泌科责任护士职责

1. 需遵医嘱监测患者血糖,及时向医生报告异常血糖值并配合处置。

2. 关注患者餐前胰岛素注射及进餐情况,负责胰岛素泵治疗患者餐前大剂量注射,避免胰岛素注射的遗漏或错误。

3. 每班查看胰岛素泵的运行状态、输注管路的通畅和患者穿刺点的皮肤,并规范记录,在《院内血糖管理护理巡查记录单》上签字,遇到异常情况及时与内分泌科胰岛素泵专职护士联系,并做好交接班。

4. 评估患者血糖及使用胰岛素的反应,如发现血糖过高(≥ 16.7 mmol/L)或过低(≤ 3.9 mmol/L),及时通知内分泌科医生或内分泌科胰岛素泵专职护士,反馈用泵过程中存在的问题,及时解决。

5. 关注患者的特殊检查,如磁共振(MRI、MRA、DW 等)、PET、CT、高压氧舱、手术等检查和治疗前,分离胰岛素泵,妥善保管,并进行交接班,待患者返回病房重新连接胰岛素泵。

6. 关注患者动态(外出、转科、出院等),及时与内分泌科胰岛素泵专职护士联系,必要时停止胰岛素泵治疗。告知患者尽量减少外出,防止低血糖等意外情况发生。

7. 患者停止胰岛素泵治疗,更换其他治疗方案后,做好胰岛素注射和药物知识的宣教。

四、营养师职责

1. 制订各类膳食常规、食谱,规划热量,计算营养价值。

2. 评价患者的营养状况,监测患者的饮食摄入,写好营养病历,观察患者的营养代谢状况、营养支持治疗效果。

3. 向临床医师建议适合患者的营养支持、营养配方及方法。

4. 参加患者的医疗查房、会诊,与医师密切协作,制订最佳营养治疗方案。

5. 了解营养治疗效果和配膳情况,听取患者意见改进工作,发现问题及时纠正。

五、心理咨询师职责

1. 依据设备仪器等相关检测数据,对患者的心理成长、人格发展、智力、社会化及生活事件等进行全面评估,概括心理和生理测查。

2. 通过系统心理咨询,了解患者心理健康状态,及时向临床医生反馈,帮助患者走出心理困惑,收获人格健康。

3. 定期培训临床护士熟悉心理咨询技能,提升专业能力。

4. 定期开展心理咨询讲座。

第三节　全院血糖管理的团队培训

一、团队培训

(一)培训目标

1. 系统培训全院血糖管理团队,提高对全院血糖管理的重视程度。
2. 提高非内分泌专科的医护人员血糖管理相关诊疗及护理知识水平。
3. 提高医院对糖尿病患者的管理同质化水平。

(二)培训内容

糖尿病的发病机制、诊断及治疗,糖尿病相关指南解读,糖尿病急慢性并发症的诊断和治疗,糖尿病饮食治疗,糖尿病运动治疗,糖尿病药物治疗,血糖监测技术,血糖异常情况处理,胰岛素注射技术及风险管理,胰岛素泵规范操作及异常处理,糖尿病患者的心理护理等。

(三)培训形式

讲座、工作坊、疑难病例讨论、录像播放、示范演练、图片展示、案例报告、学术会议等。

(四)培训频次

每季度举行 1~2 次全院血糖管理团队面对面的交流与学习。每年举办 1 次糖尿病学术会议。每年理论、操作考核1次。

二、胰岛素泵专职护士培训

(一)培训目标

1. 通过对胰岛素泵专职护士进行专科知识和教育方法培训,提高其管理和教学能力。

2. 加强专科业务、急救综合能力与危重患者的护理培训,负责护理会诊,使其能在管理、教学、科研中发挥骨干和指导作用。

3. 掌握学科发展前沿,带领胰岛素泵护理团队向前发展,提高胰岛素泵护理团队专科护理水平,使在糖尿病专科及专科以外的住院患者得到胰岛素泵护理团队照顾,实施个体化胰岛素泵管理,指导患者正确掌握胰岛素泵相关知识,提高患者对治疗的主动参与性,促进患者血糖达标,延缓糖尿病并发症的发生。

(二)培训内容

1. 专科理论培训　掌握专科护理知识(糖尿病酮症酸中毒的临床表现及抢救配合、糖尿病各种慢性并发症的发生机制及防治方法和护理措施、低血糖和高血糖的临床表现及处理、糖尿病"五驾马车"宣教知识),参加医院内、外举办的各类学习班并获得相应的证书。

2. 专科操作培训　全面掌握专科操作技能,包括便携式血糖仪规范操作、各种胰岛素规范注射、口服降糖药给药技术、胰岛素泵安装与维护要点、胰岛素泵的剂量制订及调整、动态血糖连续监测设备的安装与维护等;对于胰岛素泵的规范安装、报警与故障处理、耗材使用及护理规范熟练运用。

3. 认证培训与继续教育　参加糖尿病专科护理知识、胰岛素泵治疗与护理技能培训并获得认证,参加院内、外各项新技术、新理论学习班的培训,每年必须参加胰岛素泵相关学术会议或培训至少一次,掌握学科发展前沿,带领胰岛素泵护理团队向前发展。

(三)考核评价指标

1. 胰岛素泵专职护士参加相应的理论考核1次/年、操作考核1次/年。
2. 胰岛素泵治疗护理年完成例次。
3. 胰岛素泵护理质量控制与相关护理安全(不良)事件的发生率。
4. 胰岛素泵异常情况的处理能力。
5. 对联络护士的年培训次数。

三、非内分泌科联络护士培训

（一）培训对象

各科室报名推荐，经护理部审核通过的护理骨干。

（二）培训内容

同全院血糖管理团队的培训内容。

（三）培训方法

理论授课、床边查房、小组讨论、视频学习。

（四）培训要求

1. 基础理论培训　获得全院专业资格证书。
2. 专科理论培训　糖尿病患者血糖评估能力培训、糖尿病"五驾马车"综合管理教育等理论知识培训。
3. 专科操作培训　内分泌专科多站式考核、胰岛素泵使用规范操作、便携式血糖仪规范操作、各种胰岛素规范注射、胰岛素泵常规问题处理。

（五）考核评价指标

1. 联络护士每年参加院内糖尿病专科护士培训。
2. 每年完成糖尿病专科理论及操作技能考核，如胰岛素泵使用规范操作、便携式血糖仪规范操作、各种胰岛素规范注射、胰岛素泵常规问题处理。

第三章 血糖监测相关管理内容

血糖监测是糖尿病管理的重要内容,血糖监测结果可以反映糖尿病患者糖代谢紊乱的程度,用于制订合理的降糖方案,评价降糖治疗效果,指导调整治疗方案。因此,做好全院血糖监测管理尤为重要。

临床常用的血糖监测方法包括毛细血管血糖监测、糖化血红蛋白(glycated hemoglobin A1c,HbA1c)和持续葡萄糖监测(continuous glucose monitoring,CGM)等。

第一节 血糖监测管理制度

一、毛细血管血糖监测

毛细血管血糖监测包括患者自我血糖监测(self-monitoring of blood glucose,SMBG)及在医院内进行的即时检测(point of care testing,POCT),是血糖监测的基本形式。医院内血糖监测更多的是通过快速、简便、准确的POCT方法来完成的,主要以《医疗机构便携式血糖检测仪管理和临床操作规范》(卫办医政发〔2010〕209号)作为指导文件。

(一)便携式血糖监测仪日常管理制度

1. 评估和选择合适血糖仪及相应的试纸和采血装置,并对机构内使用的所有血糖仪建立设备档案,班班清点交接。

2. 定期组织医务人员的培训和考核,并对培训及考核结果进行记录,经培训并考核合格的人员方能在临床从事血糖仪的操作。培训内容应当包括:血糖检测的应用价值及其局限性,血糖仪检测原理、适用范围及特性,仪器、试纸条及质控品的贮存条件,标本采集,血糖检测的操作步骤,质量控制和质量保证,如何解读血糖检测结果,血糖检测结果的误差来源,安全预防措施等。

3. 使用后的便携式血糖监测仪用湿布清洁或75%酒精擦拭,切勿使用蒸汽消毒或灭菌。

4. 各品牌的血糖监测仪必须使用专用试纸和耗材。

5. 建立科室-设备科-厂家的三级管理体系。

(二) 便携式血糖监测仪质控管理制度

1. 建立血糖仪检测质量保证体系,包括完善的室内质控和室间质评体系。

2. 每台血糖仪均应有质控记录,应包括测试日期、时间、仪器的校准、试纸条批号及有效期、仪器编号及质控结果。管理人员应当定期检查质控记录。

3. 血糖仪检测结果与本机构实验室生化方法检测结果的比对与评估,每6个月不少于1次。

4. 每天血糖检测前,都应当在每台仪器上先进行质控品检测。当更换新批号试纸条、血糖仪更换电池,或仪器及试纸条可能未处于最佳状态时,应当重新进行追加质控品的检测。每种血糖仪均应当有相应浓度葡萄糖的质控品,通常包括高、低两种浓度。

5. 失控分析与处理:如果质控结果超出范围,则不能进行血糖标本测定。应当找出失控原因并及时纠正,重新进行质控测定,直至获得正确结果。

二、HbA1c 仪器

我国现有3个国际临床化学和实验室医学联盟(International Federation of Clinical Chemistry and Laboratory Medicine, IFCC)网络参考实验室(国家卫健委临床检验中心、上海市临床检验中心和北京市临床检验中心)和1个美国国家 HbA1c 标准化计划(National Glycohemoglobin Standardization Program, NGSP)网络参考实验室(上海复旦大学附属中山医院),为我国 HbA1c 检测的标准化及 HbA1c 在糖尿病诊断和临床管理中的应用提供了良好保障。

HbA1c 仪器日常使用管理制度如下。

1. 实验室应采用 IFCC 和(或)NGSP 认证的仪器及其配套试剂。

2. 严格做好实验室质量控制工作,定期进行日常的质量控制,包括室内质控、时间、自评。积极参加卫生行政管理部门组织的各类室间质量评价和标准化、一致性计划。

3. 操作人员需要专项培训,考核合格后才能进行操作。

4. 定期检查,及时维修保养,使之随时处于完好状态。仪器使用前,要先检查仪器是否正常。仪器发生故障时,要查清原因,排除故障后方可继续使用。绝不允许仪器带故障运行。

三、持续葡萄糖监测设备

持续葡萄糖监测(临床通常称之为动态血糖监测,即 CGM),是通过葡萄糖传感器监测皮下组织间液的葡萄糖浓度变化的技术,与 SMBG 相比,CGM 可以提供更全面的血糖信息,了解血糖波动的趋势,发现不易被传统监测方法所检测到的高血糖和低血糖。

(一)持续葡萄糖监测设备日常管理制度

1. 建立设备档案,做好登记记录,班班清点交接。
2. 专人、专柜、专锁,定人、定点、定时。保存在阴凉、干燥、通风处。处于备用状态的持续葡萄糖监测设备使用专柜加锁存放。
3. 使用持续葡萄糖监测设备的患者应配床旁标识牌。
4. 使用后的监测设备用湿布清洁或 75% 酒精擦拭,切勿使用蒸汽消毒或灭菌。
5. 各品牌的持续葡萄糖监测设备必须使用专用耗材。
6. 建立科室-设备科-厂家的三级管理体系。

(二)持续葡萄糖监测设备维护制度

1. 每季度由厂家技术人员对持续葡萄糖监测设备的性能检测,做好相关记录。
2. 每周检查持续葡萄糖监测设备是否处于正常备用状态。
3. 持续葡萄糖监测设备须避免静电、浸水、撞击和磁场等环境。

(三)持续葡萄糖监测设备院内、外借用制度

1. 建立院内、外使用持续葡萄糖监测设备的管理团队。
2. 评估患者情况是否符合佩戴标准,如患者疾病状态、配合程度等。
3. 签订持续葡萄糖监测设备外借知情同意书或协议书,特殊情况如儿童、重症患者等人群由监护人签字,办理相关借用手续。
4. 持续葡萄糖监测设备在借出和归还时,双方进行检查验收,并做好登记。
5. 告知持续葡萄糖监测设备使用注意事项:避免静电、浸水、撞击及极温环境(高于 40 ℃ 或低于 0 ℃),严禁携带持续葡萄糖监测仪行磁共振、CT、PET 等检查。指导患者每日检查探针穿刺部位有无红、肿、热、痛。
6. 患者健康教育:告知患者每日记录血糖变化、饮食、运动及用药情况。指导患者按规定时间归还持续葡萄糖监测设备并及时下载血糖数据。
7. 管理团队成员每日与患者联系确认持续葡萄糖监测设备运行情况,设置应急电话并保持畅通。
8. 做好持续葡萄糖监测设备借出、归还的记录。
9. 借用过程中发生损坏、丢失等事故,按损坏赔偿要求执行。

(四)持续葡萄糖监测设备使用风险管理制度

1. 识别持续葡萄糖监测设备使用过程中损坏的风险因素:跌落,浸水,暴露在强磁

场、强辐射、极端温度与高压环境等。

2. 制定预防风险发生的措施,如患者特殊检查流程。

3. 建立持续葡萄糖监测设备风险事件应急预案。

4. 对风险事件进行监控、记录、跟踪分析。

5. 知晓影响持续葡萄糖监测设备功能的特殊物理环境。

(1) 强辐射与强磁场:X射线、CT(PET-CT)、MR(MRI、MRA、DWI)、同位素、伽马刀、磁疗床、介入治疗等。

(2) 高压环境:高压氧舱、高压灭菌等。

(3) 极端温度:气温高于40 ℃或低于0 ℃。

第二节 血糖监测的原则

一、毛细血管血糖监测原则

毛细血管血糖监测方案与频率的选择需根据患者病情和治疗的实际需求制订相应的个体化监测方案。血糖监测可以选择一天中的不同时间点:三餐前、三餐后2 h、睡前及夜间(一般为凌晨2:00~3:00)。血糖监测时间点的适用范围详见表3-1。

表3-1 血糖监测时间点的适用范围

时间	适用范围
餐前	空腹血糖较高,或有低血糖风险时
餐后2h	空腹血糖已得到良好控制,但糖化血红蛋白仍不达标者;了解饮食和运动对血糖的影响
睡前	注射胰岛素的患者,特别是晚餐前注射胰岛素的患者
夜间	经治疗血糖已接近达标,但空腹血糖仍高;或疑有夜间低血糖
其他	出现低血糖症状时应及时监测血糖;剧烈运动前后宜监测血糖

1. 采用生活方式干预控制糖尿病的患者,可通过血糖监测了解饮食和运动对血糖的影响,并做出相应调整。

2. 使用口服降糖药的患者可每周监测2~4次空腹或餐后2 h血糖。

3. 使用胰岛素治疗的患者应该更为积极地监测不同时间段的血糖,注射基础胰岛素的患者应更关注空腹血糖,注射预混胰岛素的患者应更关注空腹和晚餐前血糖。

4. 当怀疑有低血糖(血糖<3.9 mmol/L)时,应随时加测血糖。

5. 当末梢血糖测定值与静脉血浆血糖测定值之间的误差增大时,应及时关注。

6. 根据需要加测运动或特殊行为(如驾驶)前的血糖。

7. 针对特殊人群,如围手术期患者、低血糖高危人群、危重症患者、老年患者、1型糖尿病及妊娠期糖尿病患者等,应实行个体化监测方案。

二、糖化血红蛋白监测原则

1. HbA1c可以反映过去2~3个月的平均血糖水平,是目前评估糖尿病患者长期血糖控制状况的公认标准,也是调整降糖治疗方案的重要依据,糖尿病患者在HbA1c未达标前应每3个月检测1次,达标后可以6个月检测1次。

2. 根据《中国2型糖尿病防治指南(2020年版)》推荐,在采用标准化检测方法且有严格质量控制的医疗机构,可以将HbA1c≥6.5%作为糖尿病的补充诊断标准。

三、持续葡萄糖监测原则

1. CGM可提供连续、全面、可靠的全天血糖信息,了解血糖波动的趋势和特点。发现不易被传统监测方法所探测到的隐匿性高血糖和低血糖,尤其是餐后高血糖和夜间无症状性低血糖。其主要作用如下。

(1)可发现与下列因素有关的血糖变化,如食物种类、运动类型、治疗方案、精神因素等。

(2)了解传统血糖监测方法难以发现的餐后高血糖、夜间低血糖、黎明现象、Somogyi现象等。

(3)帮助制订个体化的治疗方案。

(4)提高治疗依从性。

(5)提供一种用于糖尿病教育的可视化手段等。作为一种新型的监测技术,CGM在糖尿病个体化治疗、暴发性1型糖尿病、监测合并心脑血管疾病的老年糖尿病患者夜间低血糖情况以及糖尿病合并感染等患者中都有一定的应用。

2. 在CGM使用期间,SMBG仍然具有重要的作用。除用于部分CGM系统的校正外,当CGM提示低血糖,或患者怀疑发生低血糖,或患者自身症状与CGM血糖值不匹配时,应进行毛细血管血糖检测以指导临床决策。

3. 对于CGM图谱的解读和分析,建议第一步看低血糖风险,第二步看高血糖,第三步看血糖波动(包括日内血糖波动及日间血糖波动特点),分析原因并给予相应的调整措施。

4.应用国际共识推荐的 14 个参数作为 CGM 标准化报告中的核心指标,葡萄糖在目标范围内时间(time in range,TIR)是评价糖尿病患者血糖控制水平的新指标。其中,TIR、高血糖时间(time above range,TAR)、低血糖时间(time below range,TBR)等 10 个参数对血糖控制的临床评估有较大价值。目前推荐大多数 1 型糖尿病及 2 型糖尿病(T2DM)患者的 TIR 控制目标为>70%,同时应强调控制目标的个体化,TIR、TAR 及 TBR 的推荐控制目标见表 3-2。CGM 对 TIR 的评估最为准确、可靠,而患者 SMBG 数据亦可用于计算 TIR,但一般要求检测点至少为 7 个点(三餐前后+睡前的血糖)。另外,CGM 系统监测得到的葡萄糖水平的变异系数可作为反映血糖波动的核心参数,推荐中国糖尿病人群的变异系数目标值为<33%。

表 3-2 成人 T1DM、T2DM、老年及高危糖尿病患者 TIR、TBR 及 TAR 推荐控制目标值

糖尿病人群	TIR		TBR		TAR	
	葡萄糖范围/(mmol/L)	控制目标占比(每日时间)	葡萄糖范围/(mmol/L)	控制目标占比(每日时间)	葡萄糖范围/(mmol/L)	控制目标占比(每日时间)
T1DM、T2DM	3.9~10.0	>70%(>16 h 48 min)	<3.9 <3.0	<4%(1 h) <1%(15 min)	>10.0 >13.9	<25%(<6 h) <5%(1 h 12 min)
老年、高危糖尿病患者*	3.9~10.0	>50%(>12 h)	<3.9	<1%(15 min)	>13.9	<10%(2 h 24 min)

注:T1DM 为 1 型糖尿病;T2DM 为 2 型糖尿病;TIR 为葡萄糖在目标范围内时间;TBR 为低血糖时间;TAR 为高血糖时间;T1DM 和 T2DM 特指成人非妊娠状态患者;* 高危糖尿病患者包括高龄、并发症及合并症多、需要特殊护理等临床情况的患者。

第三节 血糖监测操作规范

一、便携式血糖监测仪使用操作技术规范

便携式血糖监测仪(POCT blood glucose meter)属于即时检测设备。使用 POCT 可以快速、简便、准确地完成医院内血糖检测,使患者尽早得到相应处理。

(一)便携式血糖监测仪操作考核评分标准

详见附录三。仪器展示见图 3-1。

第三章 血糖监测相关管理内容

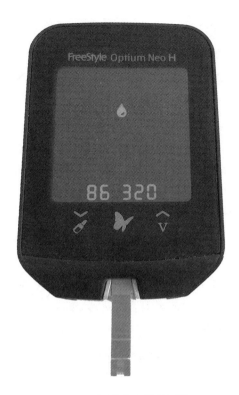

图 3-1 便携式血糖监测仪

1. 检测前准备

（1）检查试纸条和质控品贮存是否恰当。

（2）检查试纸条的有效期及条码是否符合。

（3）检查质控品有效期，当试纸条批号更换、新的试纸条包装打开、血糖仪更换电池、怀疑仪器损坏或试纸条变质时，应重新进行质控品的测试。

（4）清洁血糖仪，并对血糖仪进行质量控制。每天对患者进行血糖测定前，操作者应使用厂家提供的质控品进行测定，质控品通常包括高、低两种浓度。

（5）检查血糖仪的校准，当试剂使用新的批号时，血糖仪需要重新校准。

2. 检测血糖

（1）用75%酒精擦拭采血部位，待干后进行皮肤穿刺。

（2）采血部位通常采用指尖、足跟两侧等末梢毛细血管全血，水肿或感染的部位不宜采血；一般不采用静脉或动脉血。

（3）皮肤穿刺后，弃去第1滴血液，将第2滴血液置于试纸上指定区域。

（4）严格按照仪器制造商提供的操作说明书和操作规程进行血糖检测。

（5）测定结果记录内容：被测试者姓名、测定日期、时间、结果、单位、检测者签名等。

(二) 血糖异常的处理

发现异常血糖,应立即复测血糖并告知医生,采取措施进行处理,观察患者情况。

1. 低血糖　患者可出现烦躁、焦虑、出汗、震颤、心率增加等症状,严重者可出现意识模糊、肌肉共济失调、深度嗜睡,甚至昏迷等。

对于使用胰岛素或口服降糖药的糖尿病患者,若血糖浓度达 3.9~5.0 mmol/L,因其血糖浓度有继续下降的危险,应禁止其驾驶或从事有危险性的活动。

对于血糖浓度<3.9 mmol/L 的患者,无论是否出现临床症状,均应采取干预措施:若患者处于清醒状态,可口服 15~20 g 糖类食品,以葡萄糖为佳;若患者已经嗜睡或昏迷,不能正常吞咽,则静脉注射 50% 葡萄糖液 20~40 mL,或肌内注射胰高糖素 0.5~1.0 mg。患者发生低血糖时需及时纠正并加强血糖监测,每 15 min 监测 1 次,对于严重低血糖的昏迷患者每 10 min 监测 1 次直至症状消失,血糖恢复正常。

2. 高血糖　患者可出现口干、口渴、多尿、感觉不适、易疲劳、恶心,严重者可出现嗜睡或昏迷等症状,这些症状大多在血糖升高数小时或数天后出现,也有患者并无上述症状。应根据血糖升高的程度、有无症状、进餐时间和患者的基础血糖浓度制订干预措施。单独的血糖测定数值并不能作为诊断糖尿病的依据,只能用于糖尿病治疗的监控及疗效观察。如果患者血糖达 16.7 mmol/L ,需告知医生并遵医嘱处理。

(三) 血糖测定结果影响因素

1. 类葡萄糖物质　采用葡萄糖脱氢酶的血糖监测系统因为联用的辅酶不同而易受到其他糖类物质的干扰,如木糖、麦芽糖、半乳糖等。

2. 影响氧化还原反应的因素　维生素 C、对乙酰氨基酚、尿酸等还原性物质以及氧分压等,采用葡萄糖脱氢酶和部分采用葡萄糖氧化酶(GOD)的便携式血糖仪易受还原性物质影响;采用 GOD 法的便携式血糖仪易受氧分压影响。

3. 患者方面　红细胞比容是否异常,是否存在严重脱水,采血部位是否水肿,是否受某些药物影响,餐后时间计算是否精准等。此外,当血液中存在大量的干扰物时,如乙酰氨基酚、维生素 C、水杨酸、尿酸、胆红素、甘油三酯,血糖值也会有一定的偏差。

4. 操作人员因素　操作不当、血量不足、局部挤压、更换试纸批号时未调整校正码,或试纸保存不当等因素都会影响血糖检测值的准确性。

5. 环境因素　pH、温度、湿度、海拔等。

6. 材料方面　仪器、试剂、试纸条是否符合要求。

二、持续葡萄糖监测系统使用操作技术规范

持续葡萄糖监测(CGM)技术可以精细地反映全天血糖的波动变化,是传统血糖监测

方法的有效补充,在临床上已经得到推广应用。CGM 技术分为回顾性、实时、扫描式 3 种。目前国内临床上普遍使用扫描式葡萄糖监测系统(flash glucose monitoring, FGM),兼具回顾性及实时 CGM 系统的核心功能,由传感器、扫描检测仪和数据分析软件 3 个部分组成,无须毛细血管血糖校准,最长可以佩戴 14 d,通过监测组织间液的葡萄糖水平,定性、定量地反映患者血糖水平及血糖波动的特征。

(一)扫描式葡萄糖监测系统适应证

1. 1 型糖尿病:目前国内 FGM 产品适用于 18 岁及以上成人,在欧盟可用于 4 岁及以上儿童和成人。
2. 需要胰岛素强化治疗的 2 型糖尿病患者。
3. 在自我血糖监测的指导下使用降糖药物治疗的 2 型糖尿病患者,仍出现下列情况之一。
(1)无法解释的严重低血糖或反复低血糖、无症状性低血糖、夜间低血糖。
(2)无法解释的高血糖,特别是空腹高血糖。
(3)血糖波动大。
(4)出于对低血糖的恐惧,刻意保持高血糖状态的患者。
4. 妊娠期糖尿病或糖尿病合并妊娠的患者。
5. 围手术期胰岛素治疗的患者。
6. 患者教育:需要了解饮食、运动、应激、睡眠、降糖药物等对血糖变化的影响,以及改变生活方式的患者。
7. 其他特殊情况,如合并胃轻瘫的糖尿病、特殊类型糖尿病、伴有血糖变化的内分泌疾病等。
8. 其他专科医师认为需要使用的情况。
9. 临床研究。

(二)扫描式葡萄糖监测系统使用禁忌证

重度水肿、感染、末梢血液循环障碍患者不适合监测组织间液或毛细血管葡萄糖水平,建议改用静脉血糖进行评估。

(三)扫描式动态葡萄糖监测技术操作流程

详见附录四。
1. 评估患者　使用前,需评估患者的动手能力、认知能力及对治疗调整的处理能力。
2. 向患者解释操作目的
(1)持续监测患者的血糖,及时发现高血糖或低血糖。

(2)免扎手指,减轻患者的痛苦。

(3)持续监测,生成的图谱便于医生了解患者的情况。

(4)可促进个性化的生活方式,更适合进餐时间、运动、工作的安排。

3. 再评估患者

(1)患者的年龄、病情、意识状态、配合情况。

(2)患者上臂皮肤的洁净情况及完整性(有无疤痕、炎症、硬结等)。

(3)患者对扫描式葡萄糖监测仪佩戴的目的、意义及注意事项的了解程度。

4. 实施要点

(1)护士着装整洁,洗手,戴口罩。

(2)准备操作用物。①治疗盘,内备:消毒物品(75%酒精、无菌棉签)1套,弯盘。②利器盒、手消毒剂。③传感器组件包(传感器敷贴器和传感器)、扫描监测仪套装、敷贴。④扫描式葡萄糖监测记录单。⑤扫描式葡萄糖监测仪佩戴的患者知情同意书(详见附录八)。

5. 操作步骤

(1)核对医嘱,准备用物。

(2)核对床号、姓名、住院号,评估患者。

(3)佩戴传感器前的准备。

(4)检查扫描仪:①电量是否充足;②日期、时间是否正确;③目标葡萄糖范围高低值设置是否正确。

(5)检查传感器:①有效期;②检查传感器组件包和传感器敷贴器的包装是否密闭;③检查传感器组件包和传感器敷贴器的代码是否一致。

(6)安装传感器组件。选择固定平面,如桌子,撕下包装膜,拧开盖子,对齐黑色标记,用力按下后取出传感器敷贴器。

(7)佩戴传感器:①核对患者,解释安装扫描式葡萄糖监测仪的目的、步骤和配合注意事项,签订告知书,协助患者取舒适体位。②再次评估植入部位,主要为上臂背侧。③用75%酒精消毒皮肤,消毒直径≥5 cm,自然待干。④再次核对患者,进行皮下针的植入和固定:将传感器敷贴器对准植入部位,与皮肤呈90°,用力按下,轻轻移开敷贴器,必要时使用透明敷贴固定传感器,记录传感器登记表。⑤激活传感器:传感器第一次使用需用扫描仪激活,60 min后可正常使用(根据扫描仪提示启动新的传感器;靠近传感器<4 cm,系统提示2 min后检查传感器状态,再次靠近传感器<4 cm;系统确定传感器正在工作)。可佩戴14 d。⑥再次核对患者,协助患者取舒适体位,交代注意事项,询问患者需要,整理床单位。⑦处理用物,洗手。观察记录,记录扫描仪的型号、安装时间、执行人等。

6. 指导患者 推荐需长期使用的患者有1个月的学习适应期。

(1)对患者进行指导,根据血糖记录要求如每天记录7次血糖,护士可进行7个点血糖的扫描并记录或下午固定时间连接电脑导出葡萄糖数据。单次扫描即可获取实时葡萄糖数据、葡萄糖趋势变化箭头和最近8 h葡萄糖曲线相关信息。

(2)告知患者保持局部清洁、干燥,不要擅自撕下贴膜,患者洗澡可以淋浴,不能泡澡。

(3)告知患者避免剧烈活动。

(4)告知患者睡觉时避免挤压传感器,以免影响结果。

(5)告知患者避免去高磁场地方。

瞬感传感器佩戴流程见图3-2。

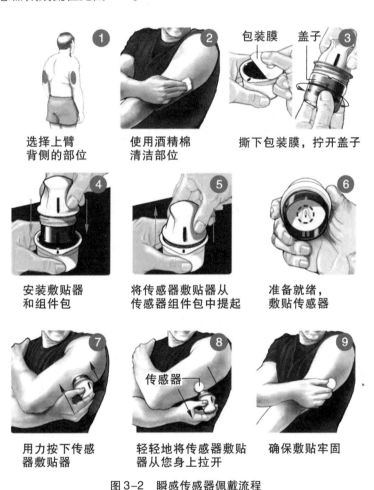

图3-2 瞬感传感器佩戴流程

(四)扫描式葡萄糖监测系统使用须知

1.需要毛细血管血糖监测予以确认的情况 从进餐至餐后2 h、运动或使用胰岛素期间,组织间液葡萄糖变化迅速,与毛细血管血糖两者之间存在较大差异。

2. 了解血糖控制不佳的原因　患者血糖控制不佳可能与以下因素有关:错过或延迟餐时胰岛素注射,导致胰岛素作用未匹配到体内碳水化合物的变化;基础/餐时胰岛素剂量比例失衡;用药剂量过大;摄入过多碳水化合物;低血糖纠正过度等。建议医护人员与患者一起分析数据,了解患者对上述情况的应对措施。

3. 与糖化血红蛋白(HbA1c)联合使用　HbA1c反映2~3个月平均血糖水平。FGM能实时监测葡萄糖水平,发现低血糖或餐后高血糖,反映血糖波动。与HbA1c联合观察,有助于临床进行安全有效的血糖管理。

4. 药物影响数据准确性　与其他CGM相比,FGM读数不受对乙酰氨基酚影响。但维生素C和阿司匹林会干扰FGM的准确性。

5. 仪器保养　佩戴FGM期间须远离强磁场,不能进行磁共振成像、X射线、CT等影像学检查,其对FGM的干扰尚待进一步研究证实。但洗浴或游泳不影响佩戴。

第四节　血糖监测常见问题及解决方法

一、便携式血糖仪的常见问题及处理

市场上血糖仪的种类繁多,现将临床常用血糖仪的常见问题及解决方法汇总,详见表3-3。

表3-3　血糖仪的常见问题及处理

问题	解决方法
温度过高或过低	将血糖仪移至5~45 ℃的地方等20 min,让血糖仪和血糖试纸调整至周围的温度,然后再进行检测
血量太少或测试程序不正确或试纸可能存在问题	查阅测试说明;使用新试纸重新测试
血糖试纸安装错误	将试纸取下,再重新插入
血糖仪的硬件或软件可能出了问题	将试纸取下,插入新的试纸。如果还是无法解决问题,请联系相应厂家客户服务部门
血糖仪倒数时试纸被干扰;血糖试纸存放于瓶外过久而受损;插入使用过的试纸	将血糖试纸取下,然后用新的血糖试纸重新检测。参阅使用说明书,并小心遵循检测步骤

续表 3-3

问题	解决方法
血液过快滴加到试纸	查阅测试说明；使用新试纸重新测试
校准错误或试纸错误	检查血糖仪上的日期设置；检查试纸铝箔包上的有效期；使用正在使用的试纸随附的校准片重复校准
试纸可能损坏、用过或血糖仪无法识别	检查您是否在此血糖仪上使用正确的试纸（参见试纸使用说明以验证试纸是否与此血糖血酮仪兼容）；使用与血糖仪配合使用的试纸重复测试
出现闪烁的液滴符号之前就添加了血液	使用一张新的试纸重新进行血糖检测或质控检测
时间和日期设置可能不正确	重新调节时间和日期
血糖仪显示 LO	复测血糖，同时通知医生，遵医嘱处理
血糖仪显示 HI	复测血糖，遵医嘱处理

二、持续葡萄糖监测仪的常见问题及处理

持续葡萄糖监测仪在临床应用日益广泛，是便捷的血糖监测设备。现就患者和医护人员关心的传感器在使用中的常见问题及处理对策进行回答。

1. 持续葡萄糖监测是什么？

答：持续葡萄糖监测是指通过葡萄糖感应器连续监测皮下组织间液葡萄糖浓度的技术，可提供连续、全面、可靠的全天葡萄糖信息，了解血糖波动的趋势和特点。持续葡萄糖监测主要由葡萄糖传感器、发射器、记录仪或显示器、传感器辅助植入装置和分析软件等部分组成。

2. 持续葡萄糖监测都适用于哪些人群？

答：持续葡萄糖监测可供医护人员对糖尿病患者进行全院管理以及患者进行自我血糖监测，适用于广大糖尿病患者，特别是无法解释的严重低血糖、反复低血糖、无症状性低血糖、夜间低血糖等患者。

3. 持续葡萄糖监测数据和指尖葡萄糖数据有差异是怎么回事？

答：持续葡萄糖监测数据来自组织间液，和指尖葡萄糖数据有 10~15 min 时差，当血糖平稳时，两者差异不大；当血糖波动较大时，两者差异较大。

4. 戴持续葡萄糖监测仪可以洗澡吗？

答：传感器具有抗水性能，患者淋浴时可佩戴；传感器在 1 m 深的水中抗水，但不要浸入水中超过 30 min；监测仪不具有抗水性，请勿浸入水中。

5. 传感器植入处出现渗血怎么办?

答:出现渗血可用酒精棉签擦掉,及时更换敷贴。

6. 佩戴期间扫描仪读不出数据怎么办?

答:正常佩戴期间,如果扫描仪读不出数据,可以用示指轻轻按揉传感器中间位置,等待 30 min 再扫描,如果仍未扫描成功,说明传感器故障,需重新佩戴新的传感器。

7. 佩戴持续葡萄糖监测仪期间可以运动吗?

答:可以运动,但佩戴第一天避免剧烈运动。

8. 传感器日常应如何储存?

答:传感器日常储存需注意储存温度:4~25 ℃室温储存,干燥放置,避免潮湿。

第五节　血糖监测质量控制

一、便携式血糖仪专科质量指标

(一)专科质量指标简介

便携式血糖仪血糖监测是在患者近旁使用便携式血糖仪进行的检验,操作简单,使用方便,可快速得到检测结果,有助于缩短检测周期、改进治疗效果和提高医疗效率,已在临床得到广泛应用。

1. 便携式血糖仪医疗机构准入的性能要求　便携式血糖仪进入医院正式用于临床之前应进行必要的方法学评价,从而确认此款血糖仪是否满足临床需求、是否适用于医院复杂的医疗环境,确认属于 BGMS,而非 SMBG 设备。建议评价标准如下。

(1)精密度:当血糖浓度<5.5 mmol/L 时,标准差(SD)应<0.42 mmol/L;当血糖浓度≥5.5 mmol/L时,变异系数(coefficient of variation,CV)应<7.5%。

(2)准确度:可采用与生化仪血糖检测结果比对的方式进行。当血糖浓度<5.5 mmol/L时,至少95%的检测结果差异在±0.83 mmol/L 的范围内;当血糖浓度≥5.5 mmol/L时,至少95%的检测结果差异在±15% 范围内。

(3)可检测范围:2.2~22.2 mmol/L。

(4)抗干扰性能:具体如下。

①类葡萄糖物质:采用葡萄糖脱氢酶(GDH)法的便携式血糖仪易受麦芽糖、木糖、半乳糖的影响,使检测结果偏高。②影响氧化还原反应的因素:维生素 C、对乙酰氨基酚、尿酸等还原性物质会影响酶的氧化还原反应,使便携式血糖仪检测结果偏高。③氧分压会

使部分葡萄糖氧化酶(GOD)法的检测结果产生偏差。④血细胞比容(HCT):HCT 在 35%~55%区间内时,便携式血糖仪通常可正常使用;当超出这个范围时,应该注意便携式血糖仪检测数据的准确性,尤其是新生儿,其 HCT 可在 43%~63%之间,检测结果偏低。另有研究表明,贫血时也会使便携式血糖仪数据降低。⑤其他因素:胆红素、三酰甘油等体内代谢产物达到一定浓度时,会影响便携式血糖仪的检测结果;pH、温度、湿度等因素也会影响便携式血糖仪的检测结果。临床出现便携式血糖仪结果与实验室结果偏差较大时,尤其是发生低血糖事件时,应考虑临床症状以及用药对检测结果产生的可能影响。

(5)信息化要求:便携式血糖仪应能与医院信息系统(HIS)以及实验室信息系统(LIS)相连接,有助于实现全院室内质控的实时监控,满足医疗机构对 POCT 血糖仪信息化管理的需求。

(二)建立血糖监测系统质量控制体系

1. 分析前质量控制

(1)每台便携式血糖仪均应有相应记录,包括测试日期、时间、试纸条批号及有效期、仪器编号及质控结果等。

(2)标本采集程序必须正确。

①维护仪器:仪器处于良好状态是确保检验结果的关键,必须经常进行仪器的维护。检验仪器要按规定做好保养,使仪器始终处于良好的工作状态。②准备试纸:试纸一定要按标准操作规程储存、使用,暂时不用的试纸必须迅速盖好瓶盖,以防止试纸变质。

2. 分析过程中质量控制

(1)质控频次:建议每个检测日至少做 1 次质控。

(2)确保仪器处于正常工作状态,做好室内质控、室间质评,一旦出现失控情况,必须要有失控的分析记录及纠正措施。

(3)严格按照标准操作程序检测。

(4)规范保存必要的结果记录。

3. 分析后质量控制　当检测结果出来以后,按照标准操作规程上报结果。需要特别注意的是:当检测结果达到或超过"危急值"时,应立即向上级医师报告并及时处理,同时立即采集静脉血送医院检验科紧急检测。"危急值"应当根据临床医师意见确定。

4. 医疗机构血糖仪室间质量评估

(1)室间质量评价(EQA)/能力验证(PT):建议每年至少参加 1 次国内、外相关机构举办的 EQA/PT 活动。

(2)生化比对:建议医疗机构每年进行 1 次便携式血糖仪与本医疗机构实验室生化仪方法学比对活动。

二、持续葡萄糖监测专科质量指标

(一)专科质量指标简介

CGM 监测结果的质量受诸多因素的影响(如传感器是否有效、操作是否无菌、仪器有无故障等)。因此,在 CGM 临床操作、护理过程中,安排专职人员负责 CGM 管理,规范临床应用的过程和操作,及时进行报警障碍的排除等,以确保 CGM 的结果准确有效。

(二)持续葡萄糖监测的准确性评估

对于持续葡萄糖监测,准确性评估的主要评价指标包括数值准确性和临床准确性。数值准确性是指参考值的一致性分析,采用平均相对误差来评判。平均相对误差的计算是即时的葡萄糖值与对应的比对金标准的差异百分比的平均值。从计算方式上来说,平均相对误差主要是模拟葡萄糖曲线与真实血糖曲线的相似程度,这是不同于毛细血管血糖监测的地方,后者的准确性评估更关注点血糖的准确性,而以扫描式葡萄糖监测为代表的持续葡萄糖监测准确性更偏重于血糖曲线的模拟程度。

临床准确性是指检测数值对于临床决策的评估,根据检测结果做出临床医学决策,如果检测手段的准确性高,临床上就可以做出正确的决策。反之,则可能做出错误的医疗决策。

第四章 糖尿病药物相关管理内容

第一节 口服药物的用药指导

一、二甲双胍

(一)药理作用

双胍类药物主要是通过减少肝葡萄糖的输出和改善外周胰岛素抵抗而降低血糖,同时可以改善胰岛素的敏感性。对血糖在正常范围者无降血糖作用,单独应用不引起低血糖,与磺脲类药物联合应用可以增强其降糖作用。

(二)适用范围

1. 适应于肥胖型2型糖尿病经饮食和运动疗法仍未达标者,作为首选降糖药。
2. 在非肥胖型2型糖尿病患者中与磺脲类药联用,可增强降糖效应。
3. 在1型糖尿病患者中与胰岛素联用,可加强胰岛素作用,减少胰岛素剂量。
4. 在不稳定型(脆型)糖尿病患者中应用,可使血糖波动性下降,有利于血糖的控制。

(三)药效

1. 降低空腹和餐后血糖,通常可降低 HbA1c 1%~2%。
2. 可防止或延缓糖耐量异常向糖尿病进展。
3. 单独使用二甲双胍不导致低血糖。
4. 有使体重下降的趋势。

(四)不良反应

1. 消化道反应 表现为食欲不振、恶心、呕吐、腹痛、腹泻、胃胀、消化不良、大便异常等。采用进餐中或餐后服用,从小剂量开始,上述症状可以减轻,一般随服药时间延长而逐渐消失。

2. 乳酸性酸中毒　它是双胍类药物中最严重的不良反应,表现为呕吐、腹痛、过度换气、精神障碍等。这也是苯乙双胍和丁福明被淘汰的主要原因。二甲双胍诱发乳酸性酸中毒较少。

3. 过敏反应　偶见皮疹、寒战、流感症状、潮热、心悸等。

4. 其他　少见头晕、头痛、肌痛、疲倦、低血糖、指甲异常、出汗增加、味觉异常、胸部不适、体重减轻等。

(五)注意事项

1. 从小剂量开始,根据血糖调整用药剂量,必要时可与磺脲类降糖药联合用药。
2. 进餐时或进餐后服用,以减少胃肠反应。
3. 定期检查肝、肾功能及有无贫血。
4. 与磺脲类联合使用可增强降血糖作用。
5. 如出现禁忌证情况,应立即停药。
6. 单独使用双胍类一般不会引起低血糖反应,与磺脲类或胰岛素合用时可发生。

(六)用药建议

用药建议见表4-1。

表4-1　双胍类药物用药建议

类别	通用名	每片或支剂量/mg	剂量范围/(mg/d)	作用时间/h	半衰期/h	主要不良反应
双胍类	二甲双胍	250、500、850	500~2000	5~6	1.5~1.8	胃肠道反应
	二甲双胍缓释片	500	500~2000	8	6.2	

二、磺脲类药物

(一)药理作用

通过特异性结合于胰岛β细胞的磺脲类受体而关闭ATP敏感性钾离子通道,开放钙离子通道,刺激胰岛素分泌,使体内胰岛素水平升高。药理作用有赖于相当数量(>30%)的胰岛β细胞存在分泌功能。

(二)适用范围

经饮食、运动治疗,血糖控制仍不稳定者;过于肥胖的患者,体重过于超重者慎用;1 型糖尿病有一定胰岛分泌能力的可用,没有胰岛分泌能力的不可用;主要使用于 2 型糖尿病患者。

(三)药效

降低空腹血糖,降低 HbA1c 1%~2%;对于年龄>40 岁、病程<5 年、空腹血糖<10 mmol/L、HbA1c<8.5% 的患者疗效较好;可能导致体重轻度增加。

(四)不良反应

1. 容易出现反复的低血糖。
2. 容易出现体重增加,造成身体胰岛素敏感性下降。
3. 容易产生消化道反应,长期服用可引起食欲减退。部分患者恶心、呕吐、腹泻、腹痛,部分患者会发生胆囊炎、肝功能损伤,引起肝炎。
4. 容易造成皮肤性过敏、瘙痒、红斑、荨麻疹、丘疹。

(五)注意事项

所有磺脲类药物都能引起低血糖。对于老年人和肝、肾功能不全者,长效的磺脲类药物是特别危险的,因此,对这些患者建议使用短效的磺脲类药物。对有轻、中度肾功能不全者,格列喹酮更为适合。

(六)用药建议

用药建议见表 4-2。

表 4-2 磺脲类药物用药建议

类别	通用名	每片或支剂量/mg	剂量范围/(mg/d)	作用时间/h	半衰期/h	主要不良反应
磺脲类	格列本脲	2.5	2.5~15.0	16~24	10~16	低血糖、体重增加
	格列吡嗪	2.5、5	2.5~30.0	8~12	2~4	
	格列吡嗪控释片	5	5.0~20.0	6~12(最大血药浓度)	2~5	
	格列齐特	80	80~320	10~20	6~12	
	格列齐特缓释片	30、60	30~120	—	12~20	
	格列喹酮	30	30~180	8	1.5	
	格列美脲	1、2	1.0~8.0	24	5	

三、格列奈类

(一)药理作用

格列奈类药物是一种新的非磺脲类促胰岛素分泌剂,通过与胰岛 β 细胞膜上的磺脲受体结合,刺激胰腺在进餐后更快、更多地分泌胰岛素,从而有效地控制餐后高血糖。具有吸收快、起效快和作用时间短的特点。此类药物可单独使用或与其他降糖药联合应用(磺脲类除外)。

(二)适用范围

单独用于经饮食和运动不能有效控制高血糖的 2 型糖尿病患者。可与二甲双胍合用,二者合用对控制血糖有协同作用。

(三)药效

降低空腹和餐后血糖,降低餐后血糖的作用较大,降低 HbA1c 0.3%~1.5%。有使体重增加的趋势。

(四)不良反应

1. 低血糖,但低血糖风险和程度较磺脲类轻。
2. 极少数患者出现丙氨酸氨基转移酶升高,但程度较轻且为一过性,很少因此停药。
3. 可出现腹痛、消化不良、腹泻、呕吐和便秘等胃肠道反应。
4. 极少见过敏反应,表现为皮疹、皮肤瘙痒和荨麻疹。
5. 罕见轻微水肿及乳酸、丙酮酸、尿酸、血清钾升高,视觉异常。

(五)注意事项

1 型糖尿病患者;急性严重感染、手术、创伤或糖尿病急性并发症者禁用。

(六)用药建议

用药建议见表4-3。

第四章 糖尿病药物相关管理内容

表4-3 格列奈类药物用药建议

类别	通用名	每片或支剂量/mg	剂量范围/(mg/d)	作用时间/h	半衰期/h	主要不良反应
格列奈类	瑞格列奈	0.5、1、2	1~16	4~6	1	低血糖、体重增加
	那格列奈	120	120~360	1.3	—	
	米格列奈钙片	10	30~60	0.23~0.28（峰浓度时间）	1.2	

四、噻唑烷二酮类

(一)药理作用

噻唑烷二酮类药物,主要为格列酮类药物。并不刺激胰岛素分泌,但是增加了周围组织(尤其是胰岛素作用的靶组织:骨骼肌、肝脏、脂肪组织)对胰岛素的应答反应(敏感性),从而增加了肌肉对葡萄糖的利用,减少了肝脏内源性葡萄糖的产生,促进脂肪的合成,抑制其分解而使体内代谢紊乱趋于正常,间接达到降糖的疗效,可明显改善胰岛素抵抗(但肝、肾功能需正常),是治疗2型糖尿病合并代谢异常综合征的新型理想药物。

(二)适用范围

1. 2型糖尿病患者。
2. 通过饮食和运动控制不佳的2型糖尿病患者。
3. 单用二甲双胍或磺脲类药物控制不佳的2型糖尿病患者。
4. 单用胰岛素控制不佳的2型糖尿病患者。

(三)药效

1. 适度降低空腹血糖,降低HbA1c 1.0%~1.5%。
2. 单独使用时不导致低血糖。

(四)不良反应

肝功能异常、水肿、体重增加、轻中度的贫血。与二甲双胍合用时贫血的发生率高于单用该品或与磺脲类药物合用。

(五)注意事项

1. 噻唑烷二酮类药物的作用机制决定其仅在胰岛素存在的前提下才可发挥作用,故不宜用于1型糖尿病或糖尿病酮症酸中毒患者。

2.使用噻唑烷二酮类药物前必须常规检测肝功能,对有肝病或肝功能损害者不宜使用。

3.所有服用噻唑烷二酮类药物者必须定期监测肝功能,最初一年每2个月复查肝功能,以后定期检查。

4.噻唑烷二酮类药物与其他口服降糖药或胰岛素联合应用时,有发生低血糖的风险,可根据患者的实际血糖情况酌情调整合用药物的剂量。本药与胰岛素联合应用时,可减少胰岛素的用量。

5.有肾功能损害患者单用本药无须调整剂量;因肾损害患者禁用二甲双胍,故对此类患者,该品不可与二甲双胍合用。

6.老年患者服用本药时无须因年龄而调整使用剂量。

7.对合并多囊卵巢综合征的患者,使用该品治疗后,有潜在的受孕可能。

8.1、2级心力衰竭患者慎用该品。

(六)用药建议

用药建议见表4-4。

表4-4 噻唑烷二酮类药物

类别	通用名	每片或支剂量/mg	剂量范围(mg/d)	作用时间/h	半衰期/h	主要不良反应
噻唑烷二酮类	罗格列酮	4	4~8	—	3~4	体重增加、水肿
	吡格列酮	15、30	15~45	2(达峰时间)	3~7	

五、α-糖苷酶抑制剂

(一)药理作用

α-葡萄糖苷酶在食物吸收过程中起着重要的作用,必须与之结合后,食物才能消化和吸收。α-葡萄糖苷酶抑制剂的降糖机制是通过抑制肠黏膜上的α-葡萄糖苷酶,使淀粉分解为葡萄糖的速度减缓,抑制碳水化合物在小肠上部的吸收,以降低血糖,对餐后高血糖的作用比较明显。α-葡萄糖苷酶抑制剂不刺激胰岛素的分泌,单独使用本类药物通常不会引发低血糖,因此可帮助减少血糖的波动。可以明显降低糖尿病患者发生心血管病变的概率,对心肌梗死的改善作用最为显著。

(二)适用范围

1. 通过饮食和运动治疗血糖得不到满意控制的糖尿病患者,尤其是肥胖者。
2. 可单独应用于单纯饮食治疗的 2 型糖尿病患者,也可用于磺脲类和双胍类联合应用治疗的 2 型糖尿病患者。
3. 无明显空腹高血糖,以餐后血糖升高为主的 2 型糖尿病患者,最适宜单独使用 α-葡萄糖苷酶抑制剂。

(三)药效

1. 降低餐后血糖,轻微降低空腹血糖,降低 HbA1c 0.5%~0.8%。
2. 有使体重下降的趋势。
3. 单独服用通常不会发生低血糖。

(四)不良反应

不良反应较少,主要表现为腹胀、腹痛、腹泻、恶心、呕吐,也可出现胃肠痉挛性疼痛、顽固性便秘等。少数患者可见乏力、眩晕及皮肤瘙痒等。从小剂量开始,逐渐加量是减少不良反应的有效方法。

(五)注意事项

严重肾功能损害(肌酐清除率低于 25 mL/min)者、18 岁以下患者、孕妇以及哺乳期的妇女禁用;有明显消化和吸收障碍的慢性胃肠功能紊乱患者禁用。患有由于肠胀气而可能恶化的疾患[如胃心综合征(Roemheld 综合征)、严重的疝、肠梗阻和肠溃疡]的患者禁用。α-葡萄糖苷酶抑制剂与其他口服降糖药或胰岛素联合应用时,如发生低血糖,治疗时需使用葡萄糖或蜂蜜,而食用蔗糖或淀粉类食物纠正低血糖的效果差。

(六)用药建议

用药建议见表4-5。

表4-5 α-糖苷酶抑制剂类药物用药建议

类别	通用名	每片或支剂量/mg	剂量范围/(mg/d)	作用时间/h	半衰期/h	主要不良反应
α-糖苷酶抑制剂	阿卡波糖	50、100	100~300	—	—	胃肠道反应
	伏格列波糖	0.2	0.2~0.9	—	—	
	米格列醇	50	100~300	—	—	

六、DPP-4 抑制剂

(一)药理作用

DPP-4 抑制剂(DPP-4i)通过抑制二肽基肽酶Ⅳ(DPP-4)而减少 GLP-1 在体内的失活,使内源性 GLP-1 水平升高。GLP-1 以葡萄糖浓度依赖的方式增加胰岛素分泌,抑制胰高糖素分泌。

(二)适用范围

配合饮食控制和运动,用于改善 2 型糖尿病患者的血糖控制。

(三)药效

1. 降低 HbA1c 0.5%~1.0%。
2. 单独服用不增加发生低血糖的风险。

(四)不良反应

可能出现超敏反应;转氨酶升高;上呼吸道感染;鼻咽炎。

(五)用药建议

用药建议见表 4-6。

表 4-6　DPP-4 抑制剂药物用药建议

类别	通用名	每片或支剂量/mg	剂量范围/(mg/d)	作用时间/h	半衰期/h	主要不良反应
DPP-4i	西格列汀	100	100	24	12.4	—
	沙格列汀	5	5	24	2.5	
	维格列汀	50	100	24	2	
	利格列汀	5	5	1.5(达峰时间)	2	
	阿格列汀	25	25	1~2(达峰时间)	21	

第四章 糖尿病药物相关管理内容

七、钠-葡萄糖共转运蛋白2（SGLT2）抑制剂

（一）药理作用

SGLT2抑制剂（SGLT2i）通过抑制近曲肾小管葡萄糖的重吸收而使葡萄糖从尿液排出，从而降低血糖水平。

（二）适用范围

SGLT2i是新一类糖尿病治疗药物，除降糖作用外，还能减少体重，降低血压。适用于合并动脉粥样硬化性心血管疾病（ASCVD），或心血管风险高危，或合并慢性肾脏病（CKD）的2型糖尿病患者。

（三）不良反应

1. 酮症酸中毒。
2. 该类药物有渗透性利尿作用，可能出现血容量不足的相关症状。
3. 可逆性轻度血肌酐升高、尿钙排泄量增加、低密度脂蛋白胆固醇（LDL-C）轻度升高。
4. 生殖系统霉菌感染，泌尿系统感染风险轻度增加。
5. 膀胱功能异常或膀胱癌风险。

（四）注意事项

服用该药期间需多饮水。

（五）用药建议

用药建议见表4-7。

表4-7 钠-葡萄糖共转运蛋白2抑制剂类药物用药建议

类别	通用名	每片或支剂量/mg	剂量范围/(mg/d)	作用时间/h	半衰期/h	主要不良反应
SGLT2i	达格列净	10	10	24	12.9	生殖泌尿道感染、血容量不足相关不良反应
	恩格列净	10	10~25	1.3~3.0（达峰时间）	5.6~13.1	
	卡格列净	100、300	100~300	1~2（达峰时间）	10.6~13.1	

第二节 注射药物的用药指导

一、胰岛素

胰岛素治疗是控制高血糖的重要手段。T1DM 患者需依赖胰岛素维持生命,也必须使用胰岛素控制高血糖,并降低糖尿病并发症的发生风险。T2DM 患者虽不需要胰岛素来维持生命,但当口服降糖药效果不佳或存在口服药使用禁忌时,仍需使用胰岛素,以控制高血糖,并减少糖尿病并发症的发生风险。

在某些时候,尤其是病程较长时,胰岛素治疗可能是最主要的,甚至是必需的控制血糖措施。与口服药治疗相比,胰岛素治疗需要医务人员与患者之间更多的合作,并且需要患者本人及其照顾者掌握更多的自我管理技能。开始胰岛素治疗的患者均应接受有针对性的教育以掌握胰岛素治疗相关的自我管理技能,了解低血糖发生的危险因素、症状以及掌握自救措施。

(一)分类

1. 根据来源和化学结构的不同分类　胰岛素可分为动物胰岛素、人胰岛素和胰岛素类似物。胰岛素类似物与人胰岛素相比,控制血糖的效能相似,但在模拟生理性胰岛素分泌和减少低血糖发生风险方面优于人胰岛素。

2. 根据作用特点的差异分类　胰岛素可分为速效胰岛素、短效胰岛素、中效胰岛素、长效胰岛素、预混胰岛素以及双胰岛素。详见表 4-8。

表 4-8　临床常见胰岛素

作用特点	胰岛素类型	通用名	注射时间
速效	胰岛素类似物	门冬胰岛素注射液 赖脯胰岛素注射液 谷赖胰岛素注射液	进餐前即刻注射
短效	动物胰岛素	胰岛素注射液	餐前 15~30 min 注射
	人胰岛素	生物合成人胰岛素注射液 重组人胰岛素注射液	

续表 4-8

作用特点	胰岛素类型	通用名	注射时间
中效	动物胰岛素	低精蛋白锌胰岛素注射液	睡前注射
	人胰岛素	低精蛋白生物合成(重组)人胰岛素注射液	
		精蛋白锌重组人胰岛素注射液	
长效	动物胰岛素	精蛋白锌胰岛素注射液	固定时间注射
	胰岛素类似物	甘精胰岛素注射液	
		地特胰岛素注射液	
		德谷胰岛素注射液	
预混	动物胰岛素	精蛋白锌胰岛素注射液(30R)	餐前 15~30 min 注射
	人胰岛素	精蛋白生物合成人胰岛素注射液(预混30R)	
		精蛋白锌重组人胰岛素混合注射液 30/70	
		30/70 混合重组人胰岛素注射液	
		50/50 混合重组人胰岛素注射液	
	胰岛素类似物	门冬胰岛素 30 注射液	进餐前即刻注射
		门冬胰岛素 50 注射液	
		精蛋白锌重组赖脯胰岛素混合注射液(25)	
		精蛋白锌重组赖脯胰岛素混合注射液(50)	
双胰岛素	胰岛素类似物	德谷门冬双胰岛素注射液 70/30	主餐前即刻注射

(二)药理作用

1. 促进脂肪和蛋白质的合成,抑制脂肪的分解,增加脂肪酸和葡萄糖的利用率。
2. 促进血糖合成糖原,加速葡萄糖的氧化和分解,抑制糖原分解,降低血糖。
3. 增加氨基酸的转运和核酸蛋白质的合成。
4. 促进钾离子进入细胞,降低血钾浓度。

(三)适应证

1. T1DM 患者。
2. 各种严重的糖尿病急性或者慢性并发症。
3. 手术、妊娠和分娩。
4. 新发病且与 T1DM 鉴别困难的消瘦糖尿病患者。

5. 新诊断的 T2DM 患者，伴有明显高血糖症状；或在糖尿病病程中无明显诱因出现体重显著下降者。

6. T2DM 患者胰岛 β 细胞功能明显减退者。

7. 某些特殊类型糖尿病。

（四）不良反应

1. **低血糖症** 为主要不良反应，主要原因为：胰岛素剂量过大、注射胰岛素后进食不足或者未及时进食；体力活动量过大并且未减少胰岛素注射剂量。低血糖症有时会比高血糖更加危险，甚至危及患者生命。在低血糖症发生时，应及时给予患者糖剂以补充体内内环境所缺失的葡萄糖。

2. **过敏反应** 当患者出现过敏时，注射部位及周围会出现红疹以及瘙痒感，严重者会出现全身性的荨麻疹等症状，极少数患者会出现过敏性休克。处理措施包括更换胰岛素制剂，使用抗组胺药和糖皮质激素以及脱敏疗法等，严重者需停止或暂时中断胰岛素治疗。

3. **脂肪营养不良** 为注射部位皮下脂肪萎缩或增生，停止在该部位注射后可缓慢自然恢复，应该经常更换注射部位以防止其发生。

二、胰高糖素样肽-1 受体激动剂

胰高糖素样肽-1（GLP-1）受体激动剂（GLP-1RA）通过激活 GLP-1 受体以葡萄糖浓度依赖的方式刺激胰岛素分泌和抑制胰高糖素分泌，同时增加肌肉和脂肪组织葡萄糖摄取，抑制肝脏葡萄糖的生成而发挥降糖作用，并可抑制食物中枢，减少进食量，兼具降低体重、血压和血脂的作用，更适用于胰岛素抵抗、腹型肥胖的糖尿病患者。GLP-1RA 可单独使用或与其他降糖药物联合使用。

（一）分类

目前，我国上市的 GLP-1RA 有以下两种分类方式。

1. **根据药代动力学分类** 分为短效的贝那鲁肽、艾塞那肽、利司那肽；长效的利拉鲁肽、艾塞那肽周制剂、度拉糖肽、洛塞那肽和司美格鲁肽。

2. **根据其分子结构特点分类** GLP-1RA 可分为两类：与人 GLP-1 氨基酸序列同源性较低，基于美洲蜥蜴唾液多肽 Exendin-4 结构合成的如艾塞那肽、利司那肽和洛塞那肽；与人 GLP-1 氨基酸序列同源性较高，基于人 GLP-1 结构，通过少数氨基酸残基替换、加工修饰得到的，如利拉鲁肽、贝那鲁肽、度拉糖肽等（贝那鲁肽为天然人 GLP-1）。详见表 4-9。

第四章 糖尿病药物相关管理内容

表 4-9 中国上市的 GLP-1RA

作用特点	通用名	商品名	用法	用量	肾功能不全时用药
短效	贝那鲁肽	谊生泰	三餐前 5 min；皮下注射	0.1~0.2 mg，3 次/d	不适用
	艾塞那肽	百泌达	早晚餐前 60 min，两次注射至少间隔 60 min 以上；皮下注射	5~10 μg，2 次/d	eGFR<30 mL/(min·1.73 m^2) 不推荐
	利司那肽	利时敏	1 次/d，每日任何一餐前 1 h 内；皮下注射	10~20 μg，1 次/d	eGFR<30 mL/(min·1.73 m^2) 不推荐
长效	利拉鲁肽	诺和力	一天中任何时间；皮下注射	0.6~1.8 mg，1 次/d	终末期肾病不推荐
	度拉糖肽	度易达	一天中任何时间，每周同一天；皮下注射	0.75~1.50 mg，1 次/周	eGFR<15 mL/(min·1.73 m^2) 不推荐
	艾塞那肽周制剂	百达扬	一天中任意时间，每周同一天；皮下注射	2 mg，1 次/周	eGFR<30 mL/(min·1.73 m^2) 不推荐
	洛塞那肽	孚来美	一天中任意时间，每周同一天；皮下注射	0.1~0.2 mg，1 次/周	eGFR<30 mL(min·1.73 m^2) 不推荐
	司美格鲁肽	诺和泰	一天中任意时间，每周同一天；皮下注射	0.25~1 mg，1 次/周	终末期肾病不推荐

注：GLP-1RA 为胰高糖素样肽-1 受体激动剂；eGFR 为估算的肾小球滤过率。

（二）药理作用

与胰腺 β 细胞的 GLP-1 受体结合后，导致葡萄糖依赖性地刺激胰岛素合成和分泌；减少胰高血糖素释放；还可作用于中枢神经系统 GLP-1 受体，进而减少食物摄入；并通过促进棕色脂肪组织的生热作用和白色脂肪组织分解增加能量消耗；延迟胃排空。

（三）适应证

可单独或者与其他降糖药物合用治疗 T2DM，尤其是肥胖、胰岛素抵抗明显者。

（四）不良反应

恶心、呕吐、腹泻、消化不良、上呼吸道感染和注射部位结节是常见的不良反应，低血糖的发生率极低；罕见的不良反应包括胰腺炎、皮炎等。大多数治疗开始时出现恶心的患者症状的发生频度和严重程度会随着使用时间延长而逐渐减轻。

第五章 糖尿病药物注射相关管理内容

第一节 糖尿病药物注射管理制度

一、糖尿病药物规范注射管理制度

1. 护理人员熟练掌握规范的糖尿病药物注射技术,包括医护人员的职责、注射前的心理准备、注射药物、注射装置、注射技术、皮下脂肪增生与其他并发症等相关知识。

2. 护理人员需对患者进行全面评估如自我管理能力等,通过个体化治疗教育帮助其达到治疗目标。

3. 在注射糖尿病药物前,应对患者进行适当的心理疏导,帮助其克服心理障碍,或使用隐针设备来注射。

4. 对患者进行正确规范的注射治疗的教育,包括:患者必需的心理调节、注射治疗的方案、注射装置的选择及管理、注射部位的选择、护理及自我检查、正确的注射技术(包括注射部位的轮换、注射角度及捏皮的合理运用、糖尿病注射药物的储存方法、胰岛素混悬液的混匀等)、注射相关并发症及其预防、选择合适的针头长度、针头使用后的安全处置等。

二、糖尿病注射装置使用风险管理制度

1. 医护人员及患者应避免在使用糖尿病注射装置过程中发生感染的风险,如针刺伤及血源性感染等。推荐选用最佳的安全器械为患者、医护人员及所有可能接触到锐器的人员提供保护。为了防止传染性疾病的传播,患者不能共用胰岛素笔、笔芯及药瓶,要做到一人一笔。

2. 根据患者的个体化需求及皮肤厚度选择不同型号的注射针头及注射方法,以减少肌内注射、出血、淤青及疼痛的发生。

3. 注射笔用针头应为一次性使用,避免重复使用带来的皮肤感染、断针、脂肪增生等

风险的发生。

4.建立糖尿病注射装置风险事件应急预案,如糖尿病药物肌内注射引发低血糖应急预案等。

5.及时对糖尿病注射发生的风险事件进行监控,记录及跟踪分析。

第二节 糖尿病药物注射操作规范

一、糖尿病药物注射管理流程

糖尿病药物注射管理流程见图5-1。

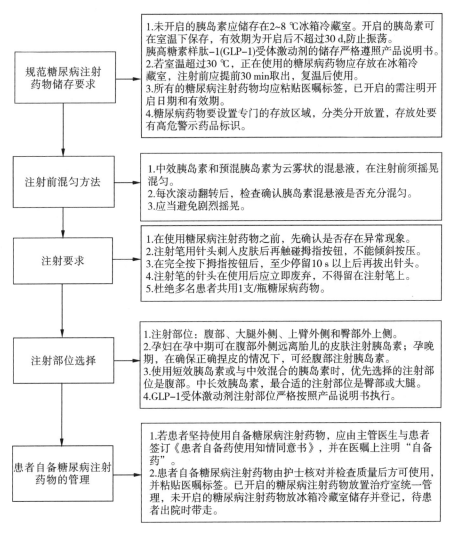

图5-1 糖尿病药物注射管理流程

二、糖尿病药物注射工具

1. **糖尿病药物注射笔**　胰岛素注射笔可分为胰岛素预充注射笔和笔芯可更换的胰岛素注射笔。胰岛素预充注射笔是一种预充 3 mL（含 300 U）胰岛素的一次性注射装置，用完后废弃。另一种胰岛素注射笔由注射笔和笔芯构成，注射笔可重复使用，笔芯可以更换。

2. **胰岛素专用注射器**　与胰岛素注射笔相比，胰岛素专用注射器价格便宜，患者较易接受。其缺点是需要在每次注射前抽取胰岛素，携带和注射较为不便，剂量准确性不易保证。固定针头注射器的剂量准确性更佳，其针管直径较小，无效腔较少，且允许患者按需注射预混胰岛素。必须注意不同浓度的胰岛素要使用合适的注射器。

3. **胰岛素泵**　胰岛素泵治疗是采用人工智能控制的胰岛素输注装置，以程序设定的速率持续皮下输注胰岛素，最大限度地模拟人体胰岛素的生理性分泌模式，从而达到更好地控制血糖的一种胰岛素治疗方法。胰岛素泵在有效、安全控糖的同时，还能降低糖尿病并发症的发生风险，减少患者每日皮下注射的负担，患者进食、运动的空间更灵活，可以保留多种生活模式，提高了患者的生活质量。可更快实现血糖达标，减少胰岛素用量，缩短住院时间，降低住院费用，具有更好的增量成本效果比。详见第六章。

4. **无针注射器**　无针注射器是利用压力射流的原理来完成药液的皮下注射，即通过无针注射器内部的压力装置产生压力，使药液瞬间穿透人体表皮到达皮下，药液在皮下呈弥散状，起效迅速，是《中国糖尿病药物注射技术指南》推荐的注射方法之一。与有针注射相比，无针注射可减少有针注射相关的不良反应，如皮下硬结、脂肪增生或萎缩等，减少患者注射局部的不良反应。无针注射器更接近生理性胰岛素的降糖特征，节省了基础胰岛素的使用剂量，还能消除传统注射引起的疼痛或恐惧感，提高患者的治疗依从性，适用于所有需要皮下注射胰岛素的人群，尤其是恐针症人群。

三、糖尿病药物注射技术

（一）胰岛素注射笔注射技术

操作考核评分标准详见附录五。

1. **注射部位的选择**　宜选择皮下脂肪丰富且无较多神经、血管分布的部位进行注射（图 5-2），避开皮下脂肪增生、炎症、水肿、溃疡或感染部位。

第五章 糖尿病药物注射相关管理内容

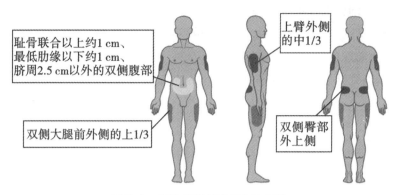

图 5-2 胰岛素常用注射部位示意

2.注射部位轮换 不同注射部位宜每月进行轮换;同一注射部位可分为多个等分区域,每周使用一个等分区域并始终按同一方向轮换(图5-3),连续两次注射的部位间隔应大于1 cm。

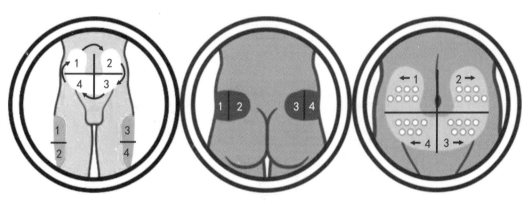

图 5-3 胰岛素注射部位轮换示意

3.对于不同胰岛素剂型及特殊人群的部位选择 见表5-1。

表 5-1 不同胰岛素剂型及特殊人群的部位选择

不同情况		注射部位
胰岛素剂型	餐时短效胰岛素	腹部
	中效或长效胰岛素	臀部、大腿
特殊人群	妊娠中期	腹部外侧远离胎儿的区域
	妊娠晚期	腹部(使用捏皮技术)、大腿、上臂
	儿童	臀部、大腿

4. 注射部位的检查和消毒　注射前使用75%酒精消毒注射部位皮肤,检查注射部位。不可在皮下脂肪增生、炎症、水肿、溃疡或感染的部位注射;注射时,应保持注射部位的清洁;不可隔衣注射。

5. 常见胰岛素针头捏皮与进针角度　见表5-2,图5-4。

表5-2　常见胰岛素针头捏皮与进针角度

人群	针头长度/mm	是否捏皮	进针角度
成人	4、5	否	90°
	6	消瘦:是	90°
		正常及肥胖:否	90°
儿童	4	否	90°
	5	否	90°
		消瘦:是	90°
	6	是	90°

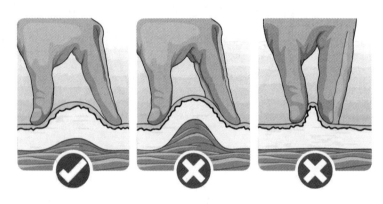

图5-4　捏皮

6. 针头留置时间　使用胰岛素笔注射,在完全按下注射按钮后,拔出针头前应至少停留10 s,确保药物完全注入体内,避免药液渗漏。药物剂量较大时,停留时间有必要大于10 s。使用注射器进行胰岛素注射时,注射器内塞推压到位即可拔出针头,无须停留10 s。

7. 注射器材的规范废弃　使用后的注射器或注射笔用针头属于医疗锐器,处理废弃针头或者注射器的最佳方法是单手将外针帽套上针头并旋下放入锐器盒,或采用取针器卸取针头。若无专用废弃容器,也可使用加盖的硬壳容器等不会被针头刺穿的容器替代。

（二）无针注射器注射技术

1. 无针注射器注射部位选择　参考胰岛素注射笔和胰岛素专用注射器注射技术部位选择。

2. 无针注射器注射部位轮换　参考胰岛素注射笔和胰岛素专用注射器注射技术部位轮换。

3. 胰岛素无针注射器使用方法

（1）安装药管：取出无针注射器，摘掉无针注射器的端帽，取出药管，将药管有螺纹的一方插入注射器的头部并拧紧（图5-5）。

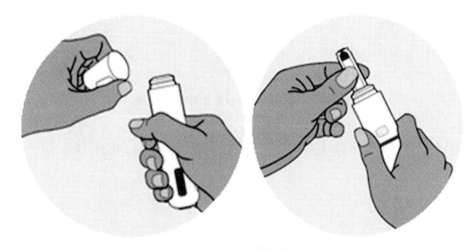

图5-5　安装药管

（2）加压：向右旋转注射器的下壳体，直到听到"啪"的响声，注射按钮和安全锁同时弹起即表明加压完成（图5-6）。

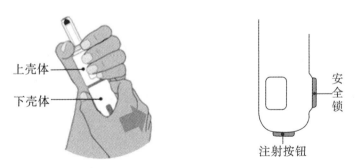

图5-6　加压

(3) 吸取胰岛素注射液(同时调整注射剂量):根据使用的胰岛素浓度或剂型换算取药量,取药时注意观察刻度窗口中的数字,调节到需要的剂量;为避免吸入空气,操作时尽量使药管保持竖直向上,如需排气,抽取剂量大于注射剂量 1~2 U,如使用预混胰岛素,在取药前应将胰岛素充分混匀(将胰岛素笔芯平放在手心中,水平滚动 10 次,然后用双手夹住胰岛素笔芯,通过肘关节和前臂的上下摆动,上下翻动 10 次,使瓶内药液充分混匀,变成均匀的云雾状白色液体)(图 5-7)。

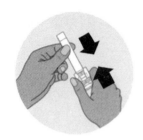 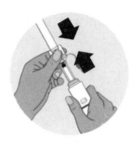 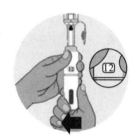

图 5-7　吸取胰岛素注射液并调整注射剂量

(4) 排气:保持药管竖直,用手掌拍击无针注射器,使气泡流向药管顶端,将气泡排出(图 5-8)。

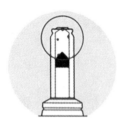 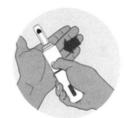 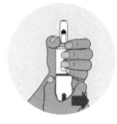

图 5-8　排气

(5) 皮下注射:使用 75% 的酒精溶液消毒注射部位 2 遍,消毒面积直径>5 cm,待干。再次核对患者相关信息,胰岛素剂量、种类后,握紧注射器并将药管顶端按压在选定的注射部位,保证药管与注射部位皮肤垂直,以避免注射后漏液。用力压紧后,请患者放松并告知注射时有"啪"的响声。再次核对信息,食指按下安全锁,拇指按下注射按钮。注射完成后,保持注射时原有力度停留 3 s 后移开注射器,使用干棉签继续按压至少 10 s。根据自身体质或用药情况(如抗凝药)适当延长按压时间(图 5-9)。

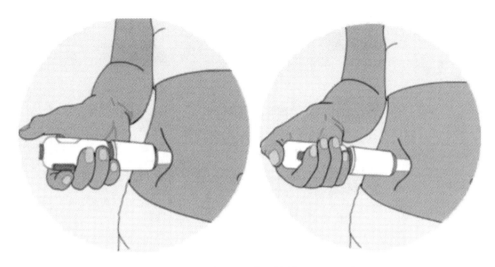

图 5-9 皮下注射

(6)分离药管:分离时,首先把药管螺纹拧松,使药管断开与注射器的连接,然后左右大幅度晃动药管,便可以将药管及活塞与注射器分离,按医疗垃圾处理(图5-10)。

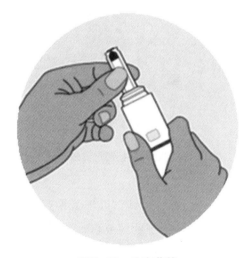

图 5-10 分离药管

(三)胰高糖素样肽1(GLP-1)受体激动剂注射技术

随着医学的快速发展,更多新型的糖尿病药物研发并使用,下面简单介绍3种常见糖尿病药物注射的相关知识。

1. 度拉糖肽注射液的注射方法 度拉糖肽(1.5 mg/支)每周给药1次,经腹部、大腿或上臂皮下注射(图5-11)。

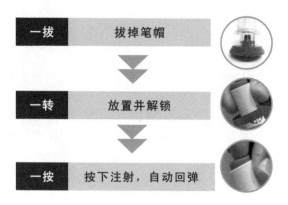

图 5-11　度拉糖肽注射液的注射方法

2.司美格鲁肽注射液的注射方法　司美格鲁肽注射液每周注射 1 次,可在一天中任意时间注射,注射部位可选择腹部、大腿或上臂。

(1)检查注射装置,安装新针头:确保注射笔中的溶液澄明、无色,将针头安装到注射笔上。拧紧针头并依次取下外针帽、内针帽,并妥善保存(图 5-12)。

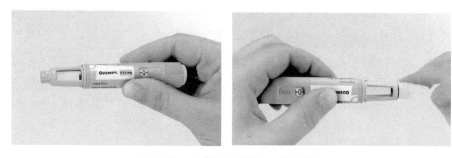

图 5-12　检查注射装置,安装新针头

(2)排气:转动剂量选择按钮,直至指针对准气流检查标志,针头向上,推压注射推键,直至剂量显示窗显示"0"位,针尖出现药液液滴即为排气成功,如未出现,需重复该操作(图 5-13)。

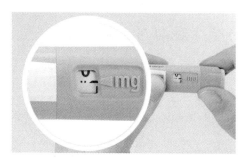 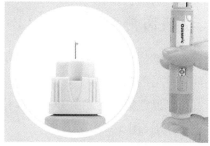

图 5-13　排气

(3)选择剂量,注射药物:调节剂量选择按钮,使显示窗显示出需注射的治疗剂量(0.25 mg、0.5 mg 或 1 mg);将针头插入皮肤,持续向下按压给药按钮,直至剂量显示窗口回到"0"位,等待并缓慢计数 6 s 后拔出针头。单手回套外针帽并将针头安全丢弃处理,将笔帽套回注射笔上,以避免光照(图 5-14)。

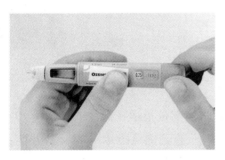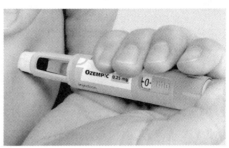

图 5-14　选择剂量,注射药物

3. 利拉鲁肽注射液的注射方法　利拉鲁肽注射液每日注射 1 次,可在任意时间注射,无须根据进餐时间给药,但推荐本品每天同一时间注射。本品经皮下注射给药,注射部位可选择腹部、大腿或者上臂。在选择腹部注射时,除超重和肥胖患者可直接进针外,其余均需捏皮;<5 mm 针头,不需要捏皮,可以垂直进针。

(1)检查注射装置,安装针头:使用前,先检查注射装置,检查液体是否澄明、无色或者接近无色。使用时,先摘下笔帽,取一个新的一次性针头,揭掉针头上的保护片直接将针头与本品拧紧;取下外针帽并保存,以便后续使用。取下内针帽,并丢弃(图 5-15)。

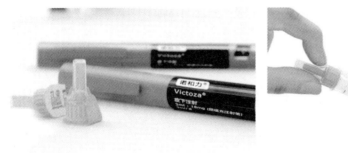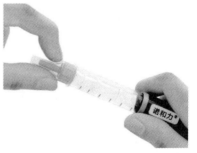

图 5-15　检查注射装置,安装针头

(2)排气:调节剂量选择旋钮,直至气流检查标志对准指针;握住本品并使针尖向上,用手指轻弹笔杆数下,以使气泡都向上聚集至笔芯顶部。保持针尖向上,充分推压注射推键,使剂量刻度回复至"0"位,使一滴药液出现在针尖上即为排气成功。如果经过 4 次后无液滴出现,请更换针头,如仍无液滴出现,必须更换新注射笔(图 5-16)。

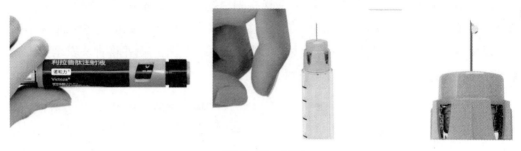

图 5-16 排气

(3)剂量选择,注射药物:调节剂量选择旋钮,使剂量指示在需注射的剂量(0.6 mg、1.2 mg 或 1.8 mg),注射时应将注射推键完全按下,直到剂量指示到"0"位,并使针头在皮下停留至少 6 s,以确保药液全部注射进入体内。拔出针头,单手回套外针帽,然后拧下针头,妥善弃之,套上笔帽,常温避光保存(图 5-17)。

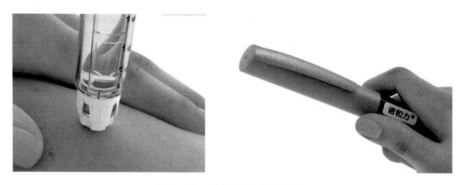

图 5-17 剂量选择,注射药物

第三节 糖尿病药物注射的常见问题及处理

一、胰岛素注射笔和胰岛素专用注射器常见问题及处理

(一)疼痛

多数胰岛素注射是无痛的,极少会发生锐痛。患者注射的不适感与 3 个关键因素有关:针头长度(及被穿透的组织层)、针头直径及注射环境。减轻注射疼痛的方法包括:室温保存正在使用的胰岛素;如果使用 75% 酒精对注射部位进行消毒,应于酒精彻底挥发

后注射；避免在体毛根部注射。更短的针头、更小的直径及最小穿透力的针头可使疼痛最小化。每次注射均使用无菌的新针头。柱形针管设计显著降低穿刺操作对皮肤组织的损伤。针头刺入皮肤应平滑前进，而非猛戳。注射的胰岛素剂量较大会造成疼痛，可将胰岛素剂量拆分或提高胰岛素浓度。

（二）低血糖

低血糖的常见原因：胰岛素注射剂量过大、注射后未及时进餐或饮食过少、运动量增加但未及时加餐等。事实上，如果处理好以上问题，低血糖是可以避免的，因此应重视血糖监测，及时发现无症状性低血糖，纠正低血糖出现的潜在原因，并做好健康教育，告知患者低血糖的症状和防治措施，指导患者定时定量进餐，掌握运动的时间、方法和强度，正确注射胰岛素及口服降糖药。最重要的是指导患者一定要遵医嘱，不可自行增减药量或停药。一旦诊断为低血糖应立即处理，糖尿病患者一定要学会识别和处理低血糖，平时身边要常备一些含糖小食品或饮料，以备不时之需。

（三）皮下脂肪增生

许多糖尿病患者长期注射胰岛素后，注射部位的皮下组织出现增厚的"橡皮样"病变，质地硬或呈瘢痕样改变，这些病变称为皮下脂肪增生。与注射到正常脂肪组织相比，注射到脂肪增生处胰岛素吸收缓慢，发挥作用减弱，且餐后血糖波动更大。停止在皮下脂肪增生部位注射可减少皮下脂肪增生产生的影响，同时皮下脂肪增生一般会在停止胰岛素注射后逐渐消退。对于已经出现皮下脂肪增生的患者，检查应更加频繁。用墨水笔在正常皮肤与"橡皮样"病变的交界处做标记，测量并记录病变的位置、面积以便后期随访。若病变部位肉眼可见，应拍照以便后期随访。

（四）出血和淤血

针头在注射过程中偶尔会碰到血管或毛细血管床，产生局部出血或淤青。与以前的针头相比，目前针头直径更小，出血量可忽略不计。在出血部位按压 $5\sim10$ s，应能止血。并未发现改变针头的长度或其他注射参数可改变出血或淤青的频率。

（五）脂肪萎缩

脂肪萎缩是由胰岛素结晶引发的机体对脂肪细胞产生的局部免疫反应导致的脂肪细胞的缺失，临床表现为皮肤不同程度的凹陷，可能与未进行注射部位轮换和针头重复使用有关。在脂肪萎缩部位注射胰岛素时，胰岛素的吸收会发生显著改变。脂肪萎缩的治疗有以下几种方法：改变胰岛素剂型、改变注射部位或使用持续皮下胰岛素输注（CSII），也可在脂肪萎缩处注射糖皮质激素。

(六)体重增加

不少糖尿病患者连续使用胰岛素一段时间后,随着血糖得到控制,发现自己的体重有所增加。常见原因:注射胰岛素治疗打破了肝脏和外周组织间胰岛素生理比例的平衡;患者对低血糖的恐惧或经历过低血糖的患者会出现防御性进食,导致体重增加;代谢紊乱的纠正导致营养过剩等。患者在应用胰岛素的基础上,应合理控制膳食,加强体育锻炼,使热量摄入和消耗达到平衡。应用胰岛素后的体重增加,一般可以通过联合用药(二甲双胍、阿卡波糖等)、饮食控制、增加运动等方式来控制。

(七)水肿

胰岛素控制血糖后可能发生水肿,多见于面部或四肢等部位,现认为与胰岛素促进肾小管重吸收钠而致水钠潴留有关,称为胰岛素性水肿,水肿多不严重,可自行消退。

(八)胰岛素过敏

胰岛素引起过敏反应者并不多见,主要原因包括:①动物胰岛素与人胰岛素氨基酸存在一定的差异;②重组人胰岛素三级结构发生改变导致免疫原性增加;③对胰岛素制剂中的添加成分(如鱼精蛋白、间甲酚)过敏;④对动物、人胰岛素分子或胰岛素类似物本身过敏。绝大多数的胰岛素过敏反应发生快,消退也快,多为局部反应,注射部位出现风团、红晕,伴有瘙痒等症状,少数病例可能出现全身反应如荨麻疹、哮喘,严重时可导致过敏性休克等并发症。胰岛素过敏反应发生时应首选口服降糖药,必须使用胰岛素治疗的患者应考虑胰岛素脱敏治疗。

(九)皮肤感染

糖尿病患者皮肤出现感染有多方面的原因:首先,糖尿病患者皮肤组织含糖量高,这为细菌繁殖提供了"温床";其次,不注意皮肤卫生、注射时不注意无菌操作,使得细菌更易于侵入机体;此外,糖尿病患者抵抗力和恢复能力较差,使得感染容易进一步扩散。由此可见,控制血糖是预防感染的根本,注意皮肤卫生和注射过程的无菌操作可避免皮肤感染的发生。

(十)胰岛素漏液

因注射胰岛素而导致的漏液有3种类型。①由于针头和胰岛素笔芯之间密封不良导致药液从注射笔漏出。②针尖漏液:因为未正确按压拇指按钮或因为针头过快从注射部位拔出。③皮肤漏液(反流或逆流出注射部位):因过快拔出针头或某些其他原因(肥胖患者)。进行胰岛素注射时,确保针头与胰岛素笔的兼容性,在拧紧或旋上针头前,先确保针头对准轴位,针头垂直刺穿笔芯隔离塞。使用具有更宽内径的针头,以提高胰岛素流量(如超薄壁针头),从完全按下拇指按钮后至针头从皮肤拔出需停留10 s,以便将按压力通过所有的注射笔部件传递到胰岛素笔芯,并使注射药物有足够时间分散于组织中和(或)在组织内扩散。可将较大的剂量拆分,以减少每次胰岛素的注射剂量,对于频繁报告发生皮肤漏液的患者,对其自我注射进行观察,从而发现可纠正的问题。

二、无针注射器注射常见问题及处理

(一)取药接口与胰岛素连接不畅

取药接口与胰岛素连接不畅的原因是选错取药接口类型、塑料取药接口不能刺破胰岛素胶塞、取药接口多次使用导致尖端弯曲无法进行穿刺。应选择正确的取药接口,并连接到底;塑料接口连接胶塞时需要旋转胰岛素药管,使取药接口尖端更易刺破;避免多次使用取药接口,使用钢针取药接口。

(二)吸取大量空气

吸取大量空气原因是取药过快或没有观察到胰岛素已经用完。应匀速取药,并注意观察胰岛素笔芯内剩余药量。

(三)注射漏液

注射漏液的常见原因是排气后未擦拭药管前端液滴、消毒液未待干、注射部位选择不当、注射角度未垂直、按压力度不当。注射前应擦拭药管顶端的液滴;消毒后完全待干再进行注射;选择松弛且脂肪较多的注射部位;注射器与注射部位呈90°;保持合适的按压深度。另外,如果不确定注射是否成功,严禁再次注射。

(四)注射时疼痛

注射时疼痛的原因:注射部位选择错误、患者紧张导致注射部位皮肤表面张力过大、按压力度与注射角度把握不当、药液中有气泡、药管密闭性不达标。因此注射时应选择正确的注射部位,选择脂肪较多且松软的地方;嘱患者保持合适体位,放松注射部位;按压时保持药管前端紧贴注射部位,不能过深或过浅;排出多余的气泡;注射角度应保持药管与注射部位所在平面垂直,按照说明书及时更换药管。

(五)注射后红点、出血或瘀斑

注射后红点、出血或瘀斑原因是未轮换注射部位、冲击波碰到毛细血管、注射时药管未压紧皮肤或按压时长不够、患者皮肤角质层薄。应规范操作,做好注射点的轮换;注射前评估注射部位,避开毛细血管;注射完成后,保持原有力度停留3 s移开注射器,拿干棉签按压10 s,根据自身体质或用药情况(如抗凝药)适当延长按压时间;告知皮肤角质层薄的患者,皮肤红点现象不会对注射体验和控制血糖效果产生影响。

(六)感染

感染原因是药管未专人专用、皮肤有感染、皮肤消毒不规范、药管重复、超时使用、耗材过期、未密闭、安装药管时污染前端等。无针注射器应专人专用;严格评估皮肤,正确选择注射部位,禁止在感染皮肤上注射;严格规范皮肤消毒;药管严格按照说明书使用,严禁超时、超次使用,耗材放置通风阴凉处,不使用过期、非密闭耗材;安装药管时避免污染药管前端。

(七)加压无效

加压无效的原因是加压手法错误或未按规范加压。注射时应注意获取加压成功的提示和严格规范操作。

(八)吸取胰岛素过量或不足

吸取胰岛素过量或不足的原因是取药时没有仔细观察刻度窗口。取药时视线应与刻度在同一水平,仔细观察刻度窗口。

(九)排气不成功

排气不成功的原因是排气动作不规范,离心力不够;排气后,没注意观察药管顶端有无液滴。规范排气动作:一只手握紧注射器下端,另一只手摊开,把有气泡的一面对向手心,使用恰当力度及频率用手掌心拍打注射器,使气泡上浮顶端后排出。等气泡排出直至有液滴冒出药管表示排气结束。

三、GLP-1受体激动剂注射常见问题及处理

(一)胃肠道反应

GLP-1受体激动剂的主要不良反应为轻-中度的胃肠道反应,包括腹泻、恶心、腹胀、呕吐等。这些不良反应多见于治疗初期,随着使用时间延长,不良反应逐渐减轻。建议患者缓慢饮食,少食多餐,注射从小剂量开始,逐步增加剂量。

(二)其他常见问题及处理方法

1. 度拉糖肽注射液

(1)选择度拉糖肽注射液时,是否需要考虑患者的体重?

答:度拉糖肽注射液可显著改善血糖和体重,且效果不会受到基线体重指数(BMI)的影响。对于 BMI 较低的患者,度拉糖肽注射液治疗引起的体重下降是可以接受的。

(2)度拉糖肽注射液在特殊人群的使用需要注意什么?

答:高龄对度拉糖肽注射液的药代动力学和药效学特性没有临床相关影响,无须根据患者年龄进行剂量调整;妊娠期不推荐使用;尚无 18 岁以下儿童中的安全性和有效性数据;可用于轻度、中度或重度肾功能损害患者,无须进行剂量调整[肾小球滤过率(eGFR)15~90 mL/(min·1.73 m^2)],可用于肝功能损害患者,无须进行剂量调整。

(3)度拉糖肽注射液使用需要提前检测 C 肽水平吗?

答:目前国内外指南中及同类产品说明书中,未推荐使用前需要检测患者 C 肽水平。度拉糖肽注射液多重机制降糖,在不同基线胰岛 β 细胞功能水平的患者中,均可发挥显著降糖作用。

(4)度拉糖肽注射液控制血糖疗效可以持续多长时间?建议使用多长时间?

答:度拉糖肽注射液可持久降糖,长达 2 年以上,终点 HbA1c<7.0%,长期使用显著降低心血管不良事件风险,建议尽早起始,预防心血管疾病。

2. 司美格鲁肽注射液

(1)错过或忘记注射怎么做?

答:如遗漏注射 5 d 以内,请尽快注射,然后在规定的日期注射下一剂;如遗漏注射超过 5 d,请忽略遗漏的剂量,在正常的计划用药日注射下一剂。

(2)可以改变注射日期吗?

答:司美格鲁肽注射液应每周注射 1 次,如有必要,可以改变每周给药的日期。如需改变注射日期,只要两剂间隔至少 2 d(>48 h)即可;在选择新的给药时间后,应继续保持每周注射 1 次。

3. 利拉鲁肽注射液

(1)感觉好了是不是就能停药了?

答:擅自停药很危险!用药方案需要主治医生根据多项指标进行评估和判断。自我感觉好了并不代表糖尿病综合控制目标达到了理想状态,很多时候身体虽然没有什么不良感觉,体重也有明显下降,但不一定这些指标都处于正常范围内。即使各项指标都已在理想状态,停药后血糖也会重新升高,多种糖尿病急性、慢性并发症将接踵而至,甚至危及生命。因此,擅自停药或随意调整治疗方案都是非常危险的,需要听从专业医生的指导,遵循医嘱,坚持用药。

(2)利拉鲁肽会导致低血糖的发生吗?

答:利拉鲁肽依赖于葡萄糖浓度发挥作用,智能调节胰岛素分泌,有效降低血糖水平的同时避免发生低血糖。简单来说,它就像是个自动开关,当血糖升高时,促进胰岛素分泌,减少胰高血糖素的分泌,从而降低血糖;而当血糖降低时,它则不再促进胰岛素分泌。因此,使用利拉鲁肽发生低血糖的风险较低。

第四节 糖尿病药物注射质量控制

糖尿病药物注射装置、注射技术是使用糖尿病药物注射治疗的重要环节。全球范围内,不规范注射现象普遍存在,而我国糖尿病患者的注射现状更是不容乐观,严重影响糖尿病药物注射治疗的效果,从而导致部分患者血糖控制不达标。对糖尿病药物注射进行质量控制,可以帮助患者实现更加有效的血糖管理。

一、患者因素

1. 患者之前接受的教育有限:制定针对性强的宣教知识和宣教途径。
2. 患者治疗方案发生改变后接受不佳:加强心理疏导。
3. 患者糖化血红蛋白(HbA1c)不达标或出现不能解释的高血糖或低血糖,对治疗缺乏信心:协助患者梳理病情,回顾、分析原因。
4. 有怀孕计划或体重担忧等,影响药物注射治疗计划:医务人员根据需求优化治疗方案。

二、装置及药物因素

1. 确保糖尿病注射药物安全保存及规范使用(详见附录二)。
2. 糖尿病注射药物存储、混匀及注射均符合要求。
3. 自备糖尿病注射药物合理使用及存放。
4. 不同品牌、不同注射笔要求有所不同,严格遵照厂家说明书要求执行。
5. 售后服务应及时、规范。

三、医务人员因素

1. 制定糖尿病药物注射安全管理流程及应急预案。

第五章 糖尿病药物注射相关管理内容

2. 医护人员应解决患者在糖尿病药物注射时,尤其在注射治疗的起始阶段所面临的诸多心理障碍。

3. 医护人员必须了解注射部位的解剖结构,掌握不同注射药物在不同人体组织的吸收特征,确保患者将药物完全注射到皮下组织,避免肌内注射,且不出现漏液/反流或其他并发症。

4. 医护人员必须做好药物注射巡查记录和交接班记录。

5. 对于所有新诊断的患者,医护人员应了解其营养和心理需求并进行评估,教会糖尿病患者所需要的技能,包括饮食、运动及药物治疗等,通过个体化治疗教育帮助其达到治疗目标。

6. 医护人员应建立药物注射患者临床教育路径,教育患者关于糖尿病饮食、血糖监测、药物治疗等知识,并能识别和处理患者可能出现的高、低血糖情况。

7. 帮助患者识别可能影响自我管理的因素。

8. 与患者讨论并发症,帮助其了解并发症并提供支持教育,建立个体化策略以达到适应新的并发症、成功管理并发症的目的。

第六章 胰岛素泵相关管理内容

第一节 胰岛素泵管理制度

一、胰岛素泵日常管理制度

1. 建立设备档案,做好登记,班班清点交接。
2. 专人专柜专锁,定人定点定时。保存在阴凉、干燥、通风处。处于备用状态的胰岛素泵使用专柜加锁存放。
3. 使用胰岛素泵的患者应配床旁标识牌。
4. 停泵后基础率归零,用湿布清洁或75%酒精擦拭,切勿使用蒸汽消毒或灭菌。
5. 各品牌胰岛素泵必须使用专用耗材。
6. 建立科室-设备科-厂家的三级管理体系。

二、胰岛素泵维护制度

1. 每季度由厂家技术人员对胰岛素泵的性能进行检测,做好相关记录。
2. 每周检查胰岛素泵是否处于正常备用状态。
3. 进入特殊物理环境前须分离胰岛素泵。
 (1)强辐射与强磁场:X射线、CT(PET-CT)、MR(MRI、MRA、DWI)、同位素、伽马刀,磁疗床,介入治疗等。
 (2)高压环境:高压氧舱,高压灭菌等。
 (3)极端温度:气温高于40 ℃或低于0 ℃。
4. 胰岛素泵须避免静电、浸水、撞击和磁场等环境。
5. 保持储药室和电池室干燥,避免受潮。
6. 禁用打火机油、指甲油清除剂、稀释油漆等擦试胰岛素泵。

7.选用碱性电池,勿使用碳锌电池;安装电池时,使用专用硬币开启电池盖,装好电池后,电池盖上的卡槽须与胰岛素泵平行。

三、胰岛素泵院内借用制度

1.建立院内借用胰岛素泵的管理团队。
2.由使用科室提出申请,经护士长或泵师同意后胰岛素泵方可借出。
3.登记备案后借出,用后及时归还。
4.胰岛素泵在借出和归还时,双方进行检查验收,并做好登记。
5.告知用泵注意事项:避免静电、浸水、撞击及极温环境(高于40 ℃或低于0 ℃),严禁携带胰岛素泵行磁共振、CT、PET等检查,严禁携泵淋浴。胰岛素泵不得储存于冰箱内。
6.借用过程中发生损坏、丢失等事故,按损坏赔偿制度执行。

四、胰岛素泵院外租借制度

1.建立胰岛素泵院外租借管理团队。
2.签订胰岛素泵外借知情同意书或协议书,特殊状态如小儿、老年患者由监护人签字。
3.评估患者:患者认知状态、文化程度、配合程度等。
4.告知用泵注意事项:避免静电、浸水、撞击及极温环境(高于40 ℃或低于0 ℃),严禁携带胰岛素泵行磁共振、CT、PET等检查,严禁携泵淋浴。胰岛素泵不得储存于冰箱内。指导患者每日检查穿刺部位有无红、肿、热、痛。
5.患者健康教育:餐前大剂量的操作、报警的清除方式、管路分离与重新连接的方法、输注部位的观察、血糖变化、饮食与运动情况。指导患者定时回院复诊及更换管路。
6.团队成员每日与患者联系确认胰岛素泵运行情况,设置应急电话并保持畅通。
7.做好胰岛素泵借出归还的记录。
8.借用过程中发生损坏、丢失等事故,按损坏赔偿制度执行。

五、胰岛素泵使用风险管理制度

1.识别胰岛素泵使用过程中损坏的风险因素:跌落、浸水,暴露在强磁场、强辐射、极端温度与高压环境等。
2.制定预防风险发生的措施,如带泵患者特殊检查流程。

3. 建立胰岛素泵风险事件应急预案。

4. 对风险事件进行监控、记录、跟踪分析。

5. 影响胰岛素泵功能的特殊物理环境。

(1)强辐射与强磁场:X射线、CT(PET-CT)、MR(MRI、MRA、DWI)、同位素、伽马刀,磁疗床,介入治疗等。

(2)高压环境:高压氧舱、高压灭菌等。

(3)极端温度:气温高于40 ℃或低于0 ℃。

六、胰岛素泵使用耗材管理制度

1. 胰岛素泵耗材属于一次性无菌耗材,应按无菌物品管理。

2. 专人专柜专锁管理,出入库需做好相应的登记。

3. 一次性耗材必须遵循一人一用一处理原则,严禁重复使用。

4. 发现耗材破损的,立即封存原物,及时上报。

5. 使用中的胰岛素泵耗材需定期更换。

6. 每更换一种胰岛素泵耗材类型前,医务人员均需接受相关操作流程的培训,规范操作步骤,并定期培训、考核。

7. 使用后的胰岛素泵耗材按医疗废物分类处理。

第二节 胰岛素泵操作规范

一、胰岛素泵管理流程

胰岛素泵管理流程应依据不同医院的特点进行制定。主要从六个方面制定规范化流程,包括:信息化的院内会诊流程、全院血糖管理胰岛素泵治疗决策流程、胰岛素泵佩戴流程、胰岛素泵巡查流程、胰岛素泵佩戴结束流程和血糖管理随访流程,在规范化流程的指导下实现积极有效的临床护理工作。

(一)信息化的院内会诊流程

在实施全院血糖管理时,根据糖尿病的疾病特点、医院内科室的安排布局以及专科工作强度等,进行糖尿病管理团队会诊流程的设置与优化。内分泌科医生在接受非内分泌科医生对高血糖患者的会诊请求时,系统全面地对患者进行评估,并及时把会诊信息同主管医生、患者及其家属沟通,制定符合患者的个性化治疗方案以及血糖控制的目标,如图6-1所示。

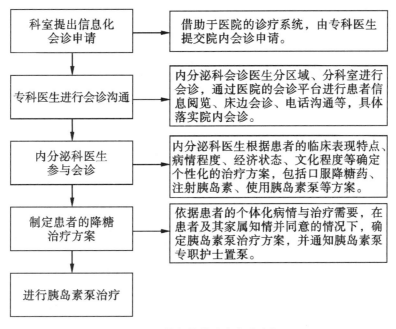

图6-1 信息化的院内会诊流程

(二)全院血糖管理胰岛素泵治疗决策流程

对患者实施全院血糖管理是基于患者的血糖达标为目的,由内分泌科临床医生经过会诊,确定院内高血糖管理,对患者制定个性化的血糖控制目标以及治疗方案,并由内分泌科室护理人员执行医嘱,同时,进行相应的质量控制(图6-2)。

(三)胰岛素泵佩戴流程

内分泌科医生在制定好降糖方案以后,即可通知胰岛素泵专职护士每日为患者佩戴胰岛素泵。胰岛素泵专职护士严格遵循胰岛素泵佩戴流程对患者进行规范化胰岛素泵置入,包括对患者的评估、知情同意书的签署(详见附录七)、规范化的胰岛素泵操作技术、对相关人员的健康教育和交班以及信息的录入、审核和记录(图6-3)。

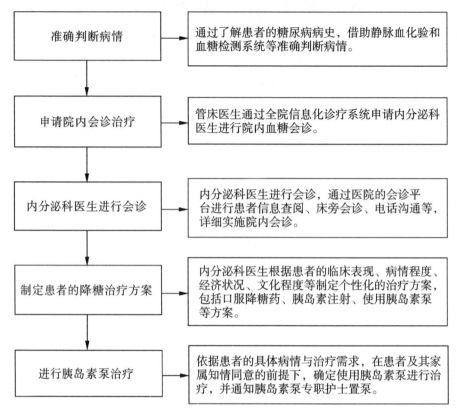

图6-2 全院血糖管理胰岛素泵治疗决策流程

(四)胰岛素泵巡查流程

专职护士每日对胰岛素泵进行巡查,建立胰岛素泵实施巡查制度,制定实施标准化巡泵流程,对患者的血糖进行动态反馈,积极实施胰岛素泵交接班模式,进行质量反馈(图6-4)。

第六章 胰岛素泵相关管理内容

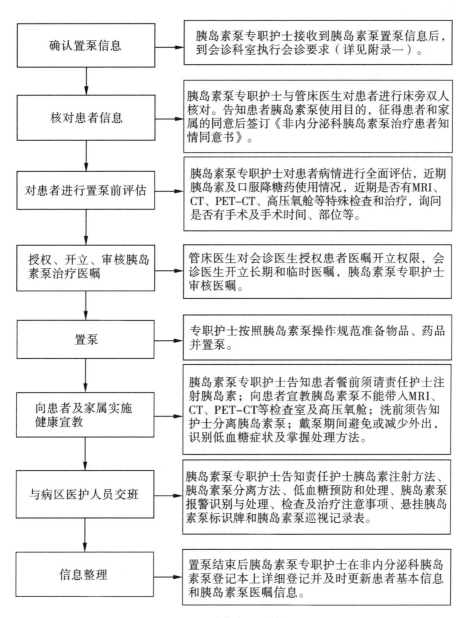

图 6-3 胰岛素泵佩戴流程

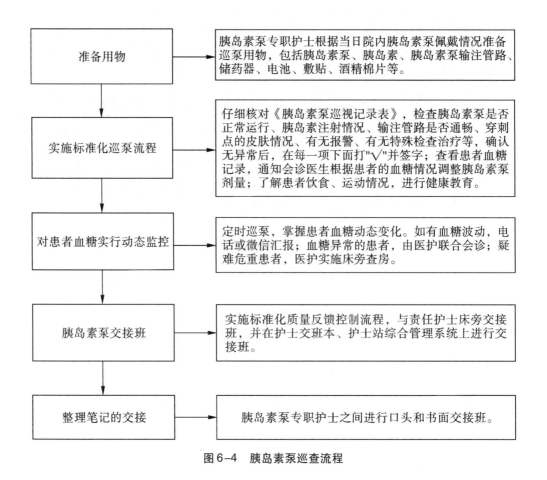

图 6-4　胰岛素泵巡查流程

(五)胰岛素泵佩戴结束流程

通过使用胰岛素泵可以达到持续控制患者血糖的效果,患者、管床医生、胰岛素泵专职护士和内分泌会诊医生之间要加强治疗效果的沟通。患者的血糖达标后,经过管床医生和内分泌会诊医生会面评估后开具撤泵医嘱,专职护士要及时对患者进行撤泵,同时,也要根据患者自身特点,由内分泌科会诊医生制定后续控糖方案(图6-5)。

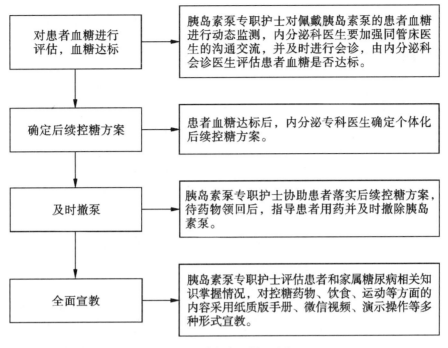

图 6-5 胰岛素泵撤泵流程

(六) 血糖管理随访流程

患者在停止胰岛素泵治疗后,可以依据确定下来的后续降糖方案进行治疗。但胰岛素泵专职护士需要对患者进行充分评估,同时还要对患者家属进行糖尿病知识宣教,并对掌握情况进行评估,建立随访档案,确立随访时间,开展持续有效的随访活动,如图6-6所示。

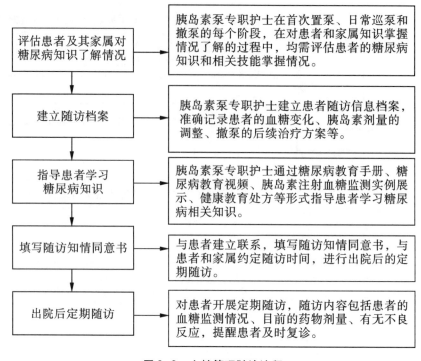

图6-6 血糖管理随访流程

二、胰岛素泵治疗适应证及禁忌证

(一)短期胰岛素泵治疗的适应证

作为一种持续皮下输注胰岛素的装置,胰岛素泵原则上适用于所有需要应用胰岛素治疗的糖尿病患者。即使是短期使用胰岛素泵治疗,也可以有更多获益。

1. 所有住院期间需要胰岛素强化治疗的糖尿病患者。
2. 需要短期胰岛素强化治疗的新诊断或已诊断的T2DM患者。
3. T2DM患者伴应激状态。
4. 妊娠糖尿病患者、糖尿病合并妊娠患者、糖尿病患者孕前准备。
5. 糖尿病患者的围手术期血糖控制。

(二)长期胰岛素泵治疗的适应证

长期胰岛素泵治疗适用于有较强的控制血糖意愿并具有较好糖尿病自我管理能力的个体。以下人群使用胰岛素泵治疗可获得更多收益。

1. T1DM 患者。
2. 需要长期多次胰岛素注射治疗的 T2DM 患者,特别是以下患者。
(1) 血糖波动大,虽采用多次胰岛素皮下注射方案,血糖仍无法得到平稳控制者。
(2) "黎明现象"严重导致血糖总体控制不佳者。
(3) 频发低血糖,尤其是夜间低血糖、无感知低血糖和严重低血糖者。
(4) 作息时间不规律,不能按时就餐者。
(5) 不愿接受胰岛素每日多次注射,要求提高生活质量者。
(6) 胃轻瘫或进食时间长的患者。
3. 需要长期胰岛素替代治疗的其他类型糖尿病(如胰腺切除术后等)。

(三) 不适合胰岛素泵治疗的人群及禁忌证

1. 不需要胰岛素治疗的糖尿病患者。
2. 糖尿病酮症酸中毒急性期、高渗性昏迷急性期。
3. 伴有严重循环障碍的高血糖患者。
4. 对皮下输液管或胶布过敏的糖尿病患者。
5. 不愿长期皮下埋置输液管或长期佩戴泵,心理上不接受胰岛素泵治疗的患者。
6. 患者及其家属缺乏相关知识,接受培训后仍无法正确掌握使用者。
7. 有严重的心理障碍或精神异常的糖尿病患者。
8. 生活无法自理,且无监护人的年幼或年长的糖尿病患者。
9. 无自我血糖监测条件或不接受家庭自我血糖监测的糖尿病患者。

三、胰岛素泵的安装

详见附录六。
1. 核对患者床号、姓名、性别,解释使用目的,取得知情同意。
2. 准备胰岛素、胰岛素泵和耗材,组装储药器、泵和电池,检测胰岛素泵是否可以正常运行,电池是否充足,正确设置胰岛素泵的日期、时间、基础输注率。
3. 洗手,防止感染。
4. 抽取胰岛素,填充储药器并排气。
5. 连接胰岛素输注管路、排气。
6. 选择输注部位,首选腹部,其次可依次选择上臂、大腿外侧、后腰、臀部等。
7. 消毒皮肤,埋置皮下输入装置,防水胶贴固定。
8. 开启胰岛素泵,检查泵的工作状态,固定泵。
9. 向患者说明置泵后注意事项:如防水、防震、防电磁,报警时及时通知医护人员等。

四、主要合并症及处理要点

1. 低血糖:即血糖值<3.9 mmol/L 或出现低血糖症状。

(1)怀疑低血糖时立即测定血糖以确认。

(2)了解发生低血糖原因。

(3)及时处理低血糖。

(4)多次复测血糖,直至血糖稳定。

(5)如需要,可暂停泵治疗。

2. 皮下输注部位红肿、硬结、瘙痒、感染等。

(1)每次更换输注管路时必须先清洗双手,选择合适的注射部位,清洁、消毒皮肤,注意无菌操作。

(2)注射部位应经常轮换,建议 3~5 d 轮换,如有硬结或疼痛要及时轮换。

(3)及时更换耗材。

第三节　胰岛素泵的常见问题及处理

胰岛素泵在临床应用日益广泛,作为便捷控糖的仪器设备,现就患者和医护人员关心的胰岛素泵和使用中的常见问题及处理对策进行回答。

1. 什么是胰岛素泵?

答:胰岛素泵又称持续胰岛素输注装置,一般由电池驱动的机械泵系统、储药器、与之相连的输液管、可埋入患者皮下的输注装置以及含有微电子芯片的人工智能控制系统构成。在工作状态下,机械泵系统接收控制系统的指令,驱动储药器后端的活塞将胰岛素通过输液管道输入皮下。其工作原理是以手动或自动的方式以程序设定的输注模式模拟生理状态下的胰岛素分泌。生理状态下胰岛素分泌可分为两部分:一是不依赖于进餐的持续微量胰岛素分泌,即基础胰岛素分泌,基础胰岛素分泌以脉冲的形式持续 24 h 分泌以维持空腹和基础状态下的血糖水平;二是由进餐后血糖升高刺激引起的大量胰岛素分泌,可以形成分泌的曲线波,即餐时胰岛素分泌。

2. 胰岛素泵有哪些治疗的优势和临床获益?

答:①可以有效降低血糖,缩短血糖达标时间,降低低血糖发生的风险,改善血糖波动;②降低糖尿病慢性并发症的发生风险;③改善患者的生活质量,具有良好的成本效益。

3. 胰岛素使用是否有依赖性?

第六章 胰岛素泵相关管理内容

答:胰岛素是人体自身分泌的一种生理性激素,并非一旦使用,就要终身注射治疗,有些患者需要长期注射胰岛素进行治疗,是因为其自身分泌的胰岛素远远不够身体利用,注射外源性胰岛素是维持身体血糖正常的需要,并不是对胰岛素依赖。

4. 注射餐前胰岛素后何时进餐?

答:若胰岛素泵里使用的是速效胰岛素,注射完应立即进餐;若为短效胰岛素,则在注射后 15~30 min 进餐。

5. 进餐完毕后,还需再次调节胰岛素泵吗?

答:不需要,餐前胰岛素注射完毕后,仪器会按照设定的基础输注率运行,无须再次调节归位。

6. 如何知晓胰岛素泵是否正常运行?胰岛素泵异常时,患者应怎么处理?

答:胰岛素泵异常时,会出现报警音或震动声。当胰岛素泵在输注胰岛素的过程中出现问题时会发出蜂鸣、振动或指示灯亮,请及时告知病区医护人员,医护人员会联系胰岛素泵专职护士处理。

7. 使用胰岛素泵过程中,可以洗澡吗?

答:可以,但洗澡前应请护士协助暂时分离胰岛素泵,洗澡完毕后再次连接管路,恢复使用。

8. 穿刺点出现瘙痒、红肿、疼痛或硬结怎么办?

答:一般是皮肤敏感者或由于针头长期留置同一个部位引起,可更换无胶布的导管或者软针,从而避免过敏现象的发生。如有瘙痒、硬结或疼痛,应及时变换注射部位,通过注射针头视窗观察注射部位皮肤情况。

9. 使用胰岛素泵过程中,做检查时有什么要注意的吗?

答:胰岛素泵严禁携带进入 CT 室、磁共振室、PET-CT 室、高压氧舱等场所,如若要做上述检查,必须分离胰岛素泵后再进行检查。

10. 使用胰岛素泵过程中,能带泵外出吗?

答:不可以,带泵外出存在发生低血糖的风险,同时也存在胰岛素泵无人监管及误操作的风险,外出时应通知护士暂时分离胰岛素泵,待返回后再恢复使用。

11. 使用胰岛素泵过程中,发生低血糖了该怎么办?

答:使用胰岛素泵治疗的患者发生低血糖时应暂停泵治疗。意识清楚者,迅速给予 15~20 g 糖类食品(30 mL 50% 葡萄糖溶液、4~6 块非无糖的硬糖、1/2 杯果汁、一汤匙蜂蜜、4 片苏打饼干、1 片面包等);意识障碍者,给予静脉注射 50% 葡萄糖注射液 20~40 mL 或肌内注射胰高血糖素 0.5~1.0 mg;15 min 后复测指尖血糖,直至恢复到>3.9 mmol/L,认真检查泵是否工作正常;检查时间、基础输注率、餐前大剂量、每日总量等设定程序是否正确;检查状态屏和储药器,如储药器内的胰岛素量少于状态屏的显示量,可能为胰岛素泵输注胰岛素过量。

12. 使用胰岛素泵过程中,患者转科该怎么办?

答:提前告知内分泌科当日负责管理胰岛素泵的人员,让其掌握患者及泵的去向并与转入科室做好交班。

13. 使用胰岛素泵过程中,患者要进行手术治疗怎么办?

答:在手术当天请护士分离胰岛素泵,将泵放置于治疗盘内(严禁放置于冰箱内),待手术结束后通知内分泌科胰岛素泵专职护士,由其重新连接管路并告知新方案。

14. 使用胰岛素泵过程中,患者要出院该怎么办?

答:提前告知内分泌科胰岛素泵专职护士,在患者出院前将胰岛素泵取下,并告知患者出院后的降糖方案。

15. 佩戴胰岛素泵期间需要注意什么?

答:戴泵期间为了患者安全,不要随意触碰胰岛素泵按键。同时,尽量减少外出,如有心慌、出汗、严重饥饿感等,可能发生了低血糖,请及时向医护人员反映并配合治疗。胰岛素泵为医院固定财产,请注意防水、防摔、防磁场、防丢失。

16. 胰岛素泵出现低电量/低液量报警时,该怎样处理?

答:胰岛素泵出现上述两种报警时,仍在正常运行,可连续按 ACT、ESC 键消除报警,完成餐前胰岛素注射,并及时联系内分泌科胰岛素泵专职护士更换电池或补充药液。

第四节　胰岛素泵质量控制

胰岛素泵作为医院特殊使用仪器设备,其工作流程与其他仪器设备不同。对胰岛素泵治疗应用各个工作环节进行质量控制,规范应用技术,能及时发现、排除故障,防范与减少意外事件发生。确保胰岛素泵的正常运行,促进患者血糖达标、平稳,保证患者安全。

一、患者因素

1. 患者之前接受的教育有限,应加强对患者饮食、运动、血糖监测等相关知识的宣教,并进行胰岛素泵健康教育的反馈。

2. 患者治疗方案发生改变后接受不佳,胰岛素泵专职护士及时跟进不同时段饮食的选择技巧和用泵相应的健康教育;撤泵时,胰岛素泵专职护士完成对患者血糖控制目标、并发症筛查、出院随访等相关知识的宣教。

3. 患者 HbA1c 不达标或出现不能解释的高或低血糖,对治疗缺乏信心,应做好心理干预。

4. 有怀孕计划或体重担忧等,影响药物注射治疗计划,个性化地为患者选择合适的治疗方案。

二、设备因素

1. 胰岛素泵纳入医院设备三级管理体系(科室、设备科、厂家),保证设备正常运转。
2. 定时质控胰岛素泵机器有无破损、外观是否清洁、按键功能、马达功能、电池电量状态、报警回顾、背景灯是否正常。
3. 胰岛素泵使用中的各种报警提示,处理应规范、及时。
4. 胰岛素泵售后服务应规范。

三、人员因素

1. 制定胰岛素泵安全管理流程及应急预案。
2. 科室指定专人负责胰岛素泵的质量控制,定期对胰岛素泵进行持续质量改进并记录,保留近3年质控记录。
3. 胰岛素泵操作人员必须经过专业培训,开展多场次针对不同科室、不同岗位护士胰岛素泵知识培训,确保医嘱规范,做好胰岛素泵巡查记录和交接班记录。
4. 护士需正确设置基础输注率和餐前大剂量,知晓胰岛素泵使用的注意事项,定期巡查胰岛素泵是否正常工作以及置入部位有无异常,并能识别处理胰岛素泵的报警以及患者可能出现的高、低血糖情况。
5. 医务人员应建立胰岛素泵患者临床教育路径,教育患者关于糖尿病饮食、血糖监测、胰岛素泵治疗和注意事项等知识,应帮助患者认识健康状况的改变、新出现的并发症等,并与患者讨论并发症,帮助其了解并发症并提供支持教育,建立个体化策略以达到适应新的并发症、成功管理并发症的目的。
6. 厂家定期(每月)质控所有胰岛素泵。
7. 设备科每季度巡查科室质控情况。
8. 利用信息技术,强化胰岛素泵环节质量管理。

附　录

附录一　院内糖尿病患者护理会诊单

		糖尿病患者护理会诊单
申请科室填写		科别：　　　病区：　　　床号：　　　住院号：
		姓名：　　　性别：　　　年龄：　　　医疗诊断：
		患者病情摘要：
		身高：　　　体重：
		劳动强度：　□低强度　　□中强度　　□高强度
		会诊目的：□饮食指导　□运动指导　□糖尿病药物注射指导　□糖尿病足换药指导　□血糖监测
		邀请人员：＿＿＿＿＿
		申请科室：＿＿＿＿＿　　责任护士签字：＿＿＿＿＿ 护士长签字：＿＿＿＿＿　　申请日期：＿＿＿＿＿
会诊人员填写	会诊意见	现存问题
		处理意见
	会诊人信息	学历：□大专　□本科　□硕士　□博士
		职称：□护师　□主管护师　□副主任护师　□主任护师
		会诊人员签名：
		学历：□大专　□本科　□硕士　□博士
		职称：□护师　□主管护师　□副主任护师　□主任护师
		会诊人员签名：

附录二　临床胰岛素使用与管理规范

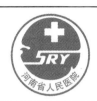

类别	部门制度		编号	HLB-B2-001
名称	临床胰岛素使用与管理规范		最近修订日期	2020/9/15
制定部门	护理部	责任人　张红梅	生效日期	2020/9/18
定期更新	每两年	页码/页数　1/3	版次	1 版

　　为进一步加强临床胰岛素（包含瓶装、预充注射笔芯及胰岛素笔）管理,规范胰岛素使用,确保用药安全,特制定本办法,具体如下。

一、储存要求

1. 未开启的胰岛素应储存在 2~8 ℃冰箱冷藏室,禁忌冷冻。

2. 已开启的胰岛素可在室温（15~30 ℃）下保存,有效期为开启后不超过 30 d,且不能超过保质期。建议放在治疗准备室阴凉避光处保存,避免受热或阳光照射,防止振荡。

3. 若室温超过 30 ℃,正在使用的胰岛素应存放在冰箱冷藏室。注射前应提前 30 min 取出,复温后使用。

4. 所有胰岛素均应粘贴医嘱标签,已开启的胰岛素需注明开启日期和有效期。

5. 胰岛素要设置专门的存放区域,存放处要有高警示药品标识。已开启的餐前和睡前胰岛素分开放置,区域划分标识清晰,以免混淆。

二、混匀方法

1. 中效胰岛素（NPH）和预混胰岛素为云雾状的混悬液,在注射前须摇晃混匀,具体手法：在室温下 5 s 内双手水平滚动胰岛素笔芯 10 次,然后 10 s 内上下翻转 10 次。

2. 每次滚动和翻转后,肉眼检查确认胰岛素混悬液是否充分混匀,如果笔芯中仍有结晶体存在,需重复操作。

3. 应当避免剧烈摇晃,以免产生气泡,降低给药剂量的准确性。

三、注射要求

1. 在使用胰岛素之前,先确认是否存在结晶体、杂质或颜色变化等异常现象。若出现上述现象,需重新更换胰岛素。

2. 注射笔用针头刺入皮肤后,才能触碰拇指按钮。之后,应当沿注射笔轴心按压拇指按钮,不能倾斜按压。在完全按下拇指按钮后,至少停留 10 s,再拔出针头,防止药液渗漏,从而确保药物全部被注入体内。剂量较大时,有必要超过 10 s。

3. 为防止空气（或其他污染物）进入笔芯和药液渗漏,影响剂量准确性,注射笔的针头在使用后应立即废弃,不得留在注射笔上。

4. 胰岛素注射笔用针头每次注射前进行更换,更换前用 75% 酒精消毒笔芯前端。

5. 杜绝多名患者共用 1 支/瓶胰岛素。胰岛素笔、笔芯须做到一人一笔,优先推荐使用胰岛素预充注射笔。更换笔芯前,需经 75% 酒精消毒胰岛素注射笔与笔芯连接处。

四、注射部位选择

1. 注射部位：腹部、大腿外侧、上臂外侧和臀部外上侧。腹部边界如下：耻骨联合以上约 1 cm,最低肋缘以下约 1 cm,脐周 2.5 cm 以外的双侧腹部；双侧大腿前外侧的上 1/3；双侧臀部外上侧；上臂外侧的中 1/3。

2. 孕妇在孕中期可在腹部外侧远离胎儿的皮肤注射胰岛素；孕晚期,在确保正确捏皮的情况下,可经腹部注射胰岛素,有顾虑的患者可使用大腿、上臂或腹部外侧注射胰岛素。

3. 不同注射部位,胰岛素吸收快慢不一,通常腹部最快,其次手臂,再次臀部,大腿最慢。使用短效胰岛素或与中效混合的胰岛素时,优先选择的注射部位是腹部。对于中长效胰岛素,例如睡前注射的中效胰岛素,最合适的注射部位是臀部或大腿。

文件名称：临床胰岛素使用与管理规范			
文件编号 HLB-B2-001	最近修订日期	2020/9/15	页码/页数 2/3

4. 每次注射前检查注射部位,判断并避开出现疼痛、皮肤凹陷、皮肤硬结、出血、瘀斑、感染的部位。注射部位用75%酒精或酒精棉片消毒,待酒精挥发后再注射,禁用碘酒或碘伏。

5. 定期轮换注射部位。每天同一时间注射同一部位。每一周左右轮换注射部位。每次注射点应与上次注射点至少相距1 cm。

五、患者自备胰岛素管理

1. 为保证治疗效果,原则上不使用患者院外带入的自备胰岛素(包含门急诊开立、院外带入的胰岛素)。若患者坚持使用自备胰岛素,应由主管医生与患者签订《患者自备药使用知情同意书》,并在医嘱上注明"自备药"。

2. 患者自备胰岛素由护士核对药名、剂型、数量、有效期、批号等信息,检查胰岛素质量后方可继续使用,并粘贴医嘱标签。已开启的胰岛素放置治疗准备室统一管理,未开启的胰岛素放冰箱冷藏室储存,待患者出院时带走。

附件:临床常见胰岛素

临床常见胰岛素

作用特点	胰岛素类型	通用名	商品名	注射时间
速效	胰岛素类似物	门冬胰岛素注射液	诺和锐	餐前即刻或餐后立即
		赖脯胰岛素	优泌乐	餐前即刻或餐后立即
		赖脯胰岛素	速秀霖	餐前即刻或餐后立即
		谷赖胰岛素	艾倍得	餐前即刻或餐后立即
短效	动物源胰岛素	胰岛素注射液	万苏林 R	餐前 30-45 min
		生物合成人胰岛素	诺和灵 R	餐前 30~45 min
	基因重组人胰岛素	重组人胰岛素注射液	优思灵 R	餐前 30~45 min
		基因重组人胰岛素	优泌林 R	餐前 30~45 min
		重组人胰岛素注射液	重和林 R	餐前 30~45 min
		常规重组人胰岛素注射液	甘舒霖 R	餐前 30~45 min
中效	动物源胰岛素	低精蛋白锌胰岛素注射液	万苏林	睡前
		低精蛋白生物合成(重组)人胰岛素	诺和灵 N	睡前
	人胰岛素	精蛋白锌重组人胰岛素	优泌林 N	睡前
		低精蛋白重组人胰岛素注射液	甘舒霖 N	睡前
		精蛋白重组人胰岛素注射液	优思灵 N	睡前
长效	胰岛素类似物	甘精胰岛素	来得时	每天一次定时
		甘精胰岛素	长秀霖	每天一次定时
		地特胰岛素	诺和平	每天一次定时

文件名称：临床胰岛素使用与管理规范			
文件编号 HLB-B2-001	最近修订日期 2020/9/15		页码/页数 3/3

作用特点	胰岛素类型	通用名	商品名	注射时间
预混	动物源胰岛素	精蛋白锌胰岛素注射液（30R）	万苏林 30R	餐前 30 min
	人胰岛素	重组人胰岛素预混	诺和灵 30R	餐前 30 min
			诺和灵 50R	餐前 30 min
		预混精蛋白锌重组人胰岛素	优泌林 70/30	餐前 30 min
		精蛋白重组人胰岛素注射液（预混 30/70）	重和林 M30	餐前 30 min
		30/70 混合重组人胰岛素注射液	甘舒霖 30R	餐前 30 min
		50/50 混合重组人胰岛素注射液	甘舒霖 50R	餐前 30 min
		精蛋白重组人胰岛素混合注射液（30/70）	优思灵 30R	餐前 30 min
		精蛋白重组人胰岛素混合注射液（50/50）	优思灵 50R	餐前 30 min
	胰岛素类似物	门冬胰岛素 30	诺和锐 30	餐前即刻或餐后立即
		预混精蛋白锌重组赖脯胰岛素（25）	优泌乐 25	餐前即刻或餐后立即
		预混精蛋白锌重组赖脯胰岛素（50）	优泌乐 50	餐前即刻或餐后立即

部门		核准主管		核准日期
主办	护理部	护理部副主任	张俊梅	2020/9/16
		护理部主任	张红梅	

附录三 便携式血糖监测仪操作考核评分标准

科室：　　　　姓名：　　　　　　年　月　日　　　分数：

项目	分值	评分内容	赋值	得分	备注
仪表	5分	仪表端庄(2分)，服装整洁(3分)，洗手，戴口罩	5		
操作前	25分	双人核对医嘱	2		
		评估病情及是否酒精过敏	2		
		向患者解释操作的目的	2		
		询问是否用药进餐(1分)，是否监测过血糖(1分)	2		
		评估末梢循环和皮肤情况(1分)，询问上一次穿刺部位(1分)	2		
		评估患者意识、合作程度(1分)，环境(1分)	2		
		嘱患者洗净双手	2		
		洗手、戴口罩(1分)，用物准备：治疗车(治疗盘)、75%酒精、血糖仪、血糖试纸、采血针头、无菌棉签、锐器盒、医用垃圾容器(5分)，检查所有无菌物品有效期(1分)	7		
		检查血糖仪电量(1分)、试纸编号是否与血糖仪一致(1分)	2		
		检查血糖试纸开启时间	2		
操作中	50分	再次核对医嘱，确认患者信息	4		
		消毒穿刺部位方法正确(3分)，正确待干(2分)	5		
		将试纸安装到血糖仪时注意保护不被污染	5		
		穿刺部位选择正确	5		
		采血方法正确顺利	5		
		弃去第1滴血	5		
		用无菌干棉签按压穿刺点，按压方法、力度正确（一项不符合要求扣2分）	6		
		记录血糖值、签名(3分)，并告知患者血糖值(2分)	5		
		根据血糖高低交代注意事项及采血部位轮换的重要性	10		

项目	分值	评分内容	赋值	得分	备注
操作后	10分	及时将血糖值通知医生	5		
		清洁血糖仪表面方法正确	3		
		再次核对医嘱并签字	2		
提问	5分	提问血糖监测注意事项:掌握(5分)、部分掌握(3分)、未掌握(0分)	5		
整体评价	5分	操作熟练(3分),与患者沟通清晰,态度和蔼(2分)	5		

附录四 扫描式动态葡萄糖监测技术操作考核评分标准

（以医院版瞬感血糖监测系统为例）

科室：　　　　姓名：　　　　年　月　日　　　分数：

项目	分值	评分内容	赋值	得分	备注
仪表	5分	仪表端庄(2分)、服装整洁(3分)	5		
操作前	35分	双人核对医嘱：反问式核对患者床号、姓名、性别(3分)，了解患者的诊断、病情、意识状态、治疗情况(1分)，确认患者无核磁检查项目(1分)	5		
		遵医嘱向患者告知扫描式动态葡萄糖监测的目的、方法、配合要点、注意事项(3分)及可能发生的并发症(2分)，取得患者的合作	5		
		评估患者的精神状况、自理能力、配合程度、酒精和敷贴过敏史(3分)；皮肤清洁度、有无瘢痕、硬结、炎症(2分)	5		
		检查传感器：①有效期；②检查传感器组件包和传感器敷贴器的包装是否密闭；③检查传感器组件包和传感器敷贴器的代码是否一致	5		
		检查扫描仪：①电量是否充足；②日期、时间是否正确；③目标葡萄糖范围高低值设置是否正确	5		
		七步洗手法清洗双手(3分)，戴口罩(2分)	5		
		物品准备：①治疗盘，内备：消毒物品(75%酒精、无菌棉签)1套，弯盘；②利器盒、手消毒剂；③传感器组件包(传感器敷贴器和传感器)，扫描检测仪套装、敷贴；④扫描式动态葡萄糖血糖监测记录单；⑤瞬感血糖监测告知书	5		

项目	分值	评分内容	赋值	得分	备注
操作中	30 分	携用物至患者床旁,再次核对医嘱(3 分),取得患者的合作,协助患者取合适的体位(2 分)	5		
		佩戴时,选择上臂背侧皮肤进行消毒,推荐使用75% 酒精消毒	5		
		准备传感器敷贴器(选择固定平面,如桌子,撕下包装膜,拧开盖子,对齐黑色标记,用力按下后取出传感器敷贴器)(1 分);对准消毒部位用力按下,轻轻移开(4 分)	5		
		佩戴后,填写传感器佩戴登记表,传感器第一次使用需用扫描仪激活,60 min 后可正常使用。根据扫描仪提示启动新的传感器;靠近传感器<4 cm 系统提示:2 min 后检查传感器状态,要检查传感器的状态吗?再次靠近传感器<4 cm 系统确定:传感器正在工作,可佩戴 14 d	5		
		对患者进行指导,根据血糖记录要求如每天记录 7 次血糖,护士可进行 7 个点血糖的扫描并记录或下午固定时间连接电脑导出葡萄糖数据。单次扫描即可获取实时葡萄糖数据、葡萄糖趋势变化箭头和最近 8 h 葡萄糖曲线相关信息	10		
操作后	15 分	程序正确,操作熟练,完成时间≤10 min	5		
		用物按照医疗垃圾分类处理	5		
		洗手,再次核对医嘱并做好记录	5		
提问	10 分	提问相关注意事项:掌握(10 分)、部分掌握(6 分)、未掌握(0 分)	10		
评价	5 分	操作熟练(3 分),与患者沟通清晰,态度和蔼(2 分)	5		

附录五　胰岛素注射笔操作考核评分标准

科室：　　　　姓名：　　　　　　年　月　日　　　分数：

项目	分值	评分内容	赋值	得分	备注
仪表	5分	仪表端庄(2分)，服装整洁(3分)	5		
操作前	25分	评估患者：病情、年龄、意识状态、合作程度、心理反应(1分)，既往血糖、饮食情况(1分)，了解患者注射部位皮肤情况(1分)、进餐时间(1分)	4		
		评估病室：安静、整洁、光线充足、温湿度适宜	2		
		患者告知：操作目的、方法、指导患者配合	2		
		评估治疗室：干净、半小时内少人走动、无人打扫	2		
		操作护士：洗手、戴口罩	2		
		用物准备：治疗车、治疗盘、一次性无菌巾、75%酒精、无菌棉签、根据医嘱准备胰岛素笔芯(提前15~30 min冰箱取出)、胰岛素注射笔、笔用针头、注射单、锐器盒、医用及生活垃圾袋	5		
		双人核对药物：三查八对(1分)，新开启的胰岛素要注明开启时间(1分)	2		
		安装笔芯及针头方法正确(2分)，排气方法正确(2分)，根据医嘱调整剂量(2分)	6		

项目	分值	评分内容	赋值	得分	备注
操作中	55分	携用物至床旁,核对医嘱并解释	5		
		协助患者取安全舒适体位	5		
		选择注射部位,避开炎症、红肿、硬结及皮肤病变处,经常注射者应轮换部位注射(5分)。用75%酒精消毒2次待干(5分)	10		
		再次核对患者信息、注射胰岛素种类及剂量	5		
		酒精待干后进针(3分),注射角度选择正确(5分)	8		
		缓慢推注胰岛素(3分),注射毕停留10 s以上拔针(5分)	8		
		应用针头外帽卸下针头丢弃	4		
		再次核对患者及胰岛素剂型、剂量是否相符	5		
		向患者交代注意事项,并告知进餐时间	5		
操作后	5分	整理用物	1		
		按照医疗垃圾分类处理用物	1		
		洗手,再次核对医嘱并记录	3		
提问	5分	提问相关注意事项:掌握(5分)、部分掌握(3分)、未掌握(0分)	5		
整体评价	5分	操作熟练(3分),与患者沟通清晰,态度和蔼(2分)	5		

附录六 胰岛素泵的安装流程与考核评分标准

科室：　　　　姓名：　　　　年　月　日　分数：

项目	分值	评分内容	赋值	得分	备注
仪表	5分	仪表大方(2分)、衣帽整洁(3分)	5		
操作前	25分	操作前准备：双人核对医嘱，包括患者姓名、床号(3分)、胰岛素剂型、胰岛素泵参数、胰岛素注射剂量(2分)	5		
		用物准备：无菌治疗盘、胰岛素泵、胰岛素笔芯、胰岛素泵储药器、输注管路、胰岛素泵电池、透明敷贴、75%酒精、无菌棉签、弯盘、医嘱执行单、手消毒液、利器盒、胰岛素泵告知书	5		
		安装前准备：检查药物(有效期、剂型、有无破裂)，检查胰岛素泵电量(5分)；设置胰岛素泵各项参数(日期、时间、基础输注率)(5分)	10		
		胰岛素泵输注准备：按医嘱抽吸胰岛素，安装好储药器和输注管路并排气	5		
操作中	35分	携用物至患者床旁，核对医嘱并确认患者身份(1分)，向患者解释使用胰岛素泵的目的、上泵基本过程、注意事项及配合要求，以取得患者的配合，并在胰岛素泵告知书上签字(4分)	5		
		病房环境安静、整洁、整齐、光线充足、温度适宜	5		
		评估患者病情、意识状态、合作程度(3分)，协助患者取合适体位，保护患者隐私(2分)	5		
		选择穿刺部位，评估和检查注射部位(3分)，用75%酒精消毒皮肤，待干(2分)	5		
		再次核对医嘱，检查胰岛素泵各项参数(2分)，取下针帽，右手持穿刺针，绷紧注射部位皮肤，90°角进针，并进行初步固定(3分)	5		

项目	分值	评分内容	赋值	得分	备注
操作中	35分	用透明敷料妥善固定穿刺针头,固定管路,记录上泵日期、时间、操作者(3分)。将胰岛素泵置于专用袋中,悬挂于患者胸前或其他妥善位置(2分)	5		
		询问患者需要,协助患者取舒适体位(2分),告知患者胰岛素泵佩戴期间的注意事项(3分)	5		
操作后	15分	操作后再次核对医嘱,检查胰岛素泵各项参数是否属实(5分)	15		
		用物按院感要求处理(5分)			
		洗手,再次核对医嘱并做好记录(5分)			
提问	10分	提问相关注意事项:掌握(10分)、部分掌握(6分)、未掌握(0分)	10		
评价	10分	操作熟练,动作流畅(2分),遵守无菌操作原则(5分),与患者沟通清晰,态度和蔼(3分)	10		

附录七　患者胰岛素泵治疗告知书

患者胰岛素泵治疗告知书

科室：　　　　姓名：　　　　床号：　　　　性别：　　　　年龄：
住院号：　　　　　　　　诊断：

尊敬的患者：

　　为了更好的帮助您控制血糖，缩短住院时间，减少整体住院费用，现根据您的病情建议佩戴胰岛素泵行血糖短期强化治疗。本告知书旨在让您了解在此设备使用中的注意事项。请您和家属仔细阅读，如有任何疑问，请在第一时间向本科室医护人员提出咨询。最后衷心祝愿你早日康复！

一、治疗名称

胰岛素泵持续皮下注射胰岛素。

二、治疗原理

胰岛素泵治疗是一种采用人工智能控制的胰岛素输注装置，以程序设定的速率持续皮下输注胰岛素，最大程度地模拟人体胰岛素的生理性分泌模式，从而更好地控制血糖的胰岛素治疗方法。

三、治疗目的

有效降低血糖，缩短达标时间，减少血糖波动，减少胰岛素吸收的变异，减少低血糖的发生概率，降低胰岛素的吸收差异性。大大减少胰岛素注射次数。提高血糖控制水平，改善糖化血红蛋白水平。

四、注意事项

1. 治疗期间在病情允许时，请按照糖尿病饮食的要求定时定量饮食。
2. 胰岛素泵如出现嘀嘀声或者振动，此为报警提示，请及时向医护人员报告，进行检查和处理。
3. 如胰岛素泵的植入部位出现瘙痒、红肿、淤血等不适时，请及时通知医护人员。
4. 三餐前注射大剂量时，要由护士操作。
5. 为保证顺利获得本次治疗的效果，请在该治疗过程中遵医嘱操作，不要随意触碰胰岛素泵的任何按钮。
6. 请避免腰带、束腹带等物品压在植入患者腹部的针头上，以免影响治疗的顺利进行。
7. 为防止针头移位或脱落，应避免在检查时间里进行高强度、大幅度的运动等活动。
8. 进行该治疗是可以洗澡的。但考虑胰岛素泵的高度精密性能，请在洗浴、游泳时通过快速分离器断开胰岛素泵。
9. 胰岛素泵含高精度电子元件，请不要在治疗期间携带该设备进入或接近高磁场环境（如X射线、CT、磁共振等），如需要进行高磁场检查项目，提前通知医护人员撤下胰岛素泵。

患者意见（同意/不同意）＿＿＿＿＿＿　　签名＿＿＿＿＿＿　　日期＿＿＿＿年＿月＿日
授权委托人意见（同意/不同意）＿＿＿＿＿＿　　签名＿＿＿＿＿＿
与患者关系＿＿＿＿＿＿　　　　　　　　　　日期＿＿＿＿年＿月＿日
佩戴执行人签名：＿＿＿＿＿＿　　　　　　　日期＿＿＿＿年＿月＿日

附录八　患者动态葡萄糖连续监测传感器佩戴告知书

患者动态葡萄糖连续监测传感器佩戴告知书

科室：　　　　姓名：　　　　床号：　　　　性别：　　　　年龄：

住院号：　　　　　　诊断：

尊敬的患者：

　　根据您的病情需要接受动态葡萄糖连续监测项目。本告知书旨在让您了解在此设备使用中的注意事项。请您和家属仔细阅读，如有任何疑问，请在第一时间向本科室医护人员提出咨询。最后衷心祝愿您早日康复！

一、项目名称

动态血糖连续监测（扫描式动态葡萄糖监测系统）。

二、监测原理

通过葡萄糖传感器监测皮下组织间液的葡萄糖浓度变化的技术，经过算法处理，将电信号转化为葡萄糖浓度，并最终形成动态血糖连续监测的监测数据和图谱。

三、监测目的

全面了解血糖波动的趋势，发现不易被传统监测方法所检测到的高血糖和低血糖。用于解析佩戴期间整体葡萄糖波动情况，便于您的医生了解您佩戴期间葡萄糖变化及整体情况。

四、注意事项

1. 佩戴期间禁止磁共振检查。

2. 佩戴部位如有水肿、伤口、皮肤过度松弛等情况禁止佩戴。

3. 可洗澡（限淋浴），游泳，水下1米防水30分钟，佩戴第一天应避免剧烈运动。

4. 部分药物会对传感器造成微量生物影响。大量摄入维生素C可能会使读数假性偏高；大量摄入阿司匹林类可能会使读数假性偏低。

5. 佩戴期间避免揉捏、碰撞、压迫传感器，穿脱衣物时应避开传感器，脱落将使传感器失效。

6. 佩戴期间如感觉不适，请及时联系医护人员。

7. 如患者易出汗、易动容易造成传感器脱落等情况，可增加敷贴固定。

8. 佩戴的传感器如不慎脱落，请妥善保管交医护人员下载数据。

9. 使用期间当发现葡萄糖水平有较大波动或出现高/低葡萄糖报警时，须在医师指导下进行毛细血管血糖检测，确认后再进行降糖方案的调整。

患者意见（同意/不同意）＿＿＿＿＿＿　　签名＿＿＿＿＿＿　　日期＿＿＿＿年＿月＿日

授权委托人意见（同意/不同意）＿＿＿＿＿　　签名＿＿＿＿＿＿

与患者关系＿＿＿＿＿＿　　　　　　　　　日期＿＿＿＿年＿月＿日

佩戴执行人签名：＿＿＿＿＿＿＿＿　　　　日期＿＿＿＿年＿月＿日

附录九 院内血糖管理护理巡查记录单

姓名：　　　性别：　　　床位号：　　　科室：　　　住院号：

天数	手术	日期	基础输注率核对	餐前量回顾	运行	剩余量	电量	管路堵塞	穿刺点	更换泵管	CT/MRI检查计划
1	□		□	□	□	□	□	□	□	□	□
2	□		□	□	□	□	□	□	□	□	□
3	□		□	□	□	□	□	□	□	□	□
4	□		□	□	□	□	□	□	□	□	□
5	□		□	□	□	□	□	□	□	□	□
6	□		□	□	□	□	□	□	□	□	□
7	□		□	□	□	□	□	□	□	□	□
8	□		□	□	□	□	□	□	□	□	□
9	□		□	□	□	□	□	□	□	□	□
10	□		□	□	□	□	□	□	□	□	□
11	□		□	□	□	□	□	□	□	□	□
12	□		□	□	□	□	□	□	□	□	□
13	□		□	□	□	□	□	□	□	□	□

参考文献

[1] International Diabetes Federation. IDF Diabetes Atlas 10th Edition[EB/OL].(2021-12-06)[2022-11-07]. https://diabetesatlas.org/atlas/tenth-edition/

[2] 中华医学会糖尿病学分会. 中国2型糖尿病防治指南(2020年版)[J]. 中华糖尿病杂志,2021,13(4):315-409.

[3] 国家老年医学中心,中华医学会老年医学分会,中国老年保健协会糖尿病专业委员会. 中国老年糖尿病诊疗指南(2021年版)[J]. 中华老年医学杂志,2021,40(1):1-33.

[4] 中华医学会儿科学分会内分泌遗传代谢学组,中华儿科杂志编辑委员会. 中国儿童1型糖尿病标准化诊断与治疗专家共识(2020版)[J]. 中华儿科杂志,2020,58(6):447-454.

[5] 陈莉明,陈伟,陈燕燕,等. 成人围手术期血糖监测专家共识[J]. 中国糖尿病杂志,2021,29(2):81-85.

[6] 中国医师协会内分泌代谢科医师分会. 中国住院患者血糖管理专家共识[J]. 中华内分泌代谢杂志,2017,33(1):1-10.

[7] 李光伟. 中国住院患者血糖管理状况及应对策略[J]. 药品评价,2017,14(13):5-8.

[8] 中华医学会内分泌学分会,中华医学会糖尿病学分会,中国医师协会内分泌代谢科医师分会. 中国胰岛素泵治疗指南(2021年版)[J]. 中华内分泌代谢杂志,2021,37(8):679-701.

[9] 中华糖尿病杂志指南与共识编写委员会. 中国糖尿病药物注射技术指南(2016年版)[J]. 中华糖尿病杂志,2017,9(2):79-105.

[10] 赵芳,张明霞,武全莹. 糖尿病患者胰岛素无针注射操作指引[J]. 中华护理杂志,2020,55(5):722.

[11] 中华护理学会糖尿病护理专业委员会. 住院成人高血糖患者血糖监测医护协议处方共识[J]. 中华护理杂志,2019,54(8):1142-1147.

[12] 尤黎明,吴瑛. 内科护理学[M]. 6版. 北京:人民卫生出版社,2017.

[13] 葛均波,徐永健,王辰. 内科学[M]. 9版. 北京:人民卫生出版社,2019.

[14] 中华医学会糖尿病学分会. 中国持续葡萄糖监测临床应用指南(2017年版)[J]. 中

华糖尿病杂志,2017,9(11):667-675.

[15] American Diabetes Association. Standards of medical care in diabetes-2017[J]. Diabetes Care,2017,40(suppl 1):S1-S132.

[16] MEADE L T, RUSHTON W E. Optimizinginsulin pump therapy: a quality improvement project[J]. Diabetes Educ,2013,39(6):841-847.

[17] 中华医学会糖尿病学分会. 中国血糖监测临床应用指南(2021年版)[J]. 中华糖尿病杂志,2021,13(10):936-948.

[18] 中华中医药学会. 中医糖尿病临床诊疗指南[M]. 北京:中国中医药出版社,2020.

[19] 中华医学会糖尿病学分会. 胰岛素注射相关皮下脂肪增生防治中国专家共识[J]. 中华糖尿病杂志,2021,13(12):1115-1122.

[20]《2型糖尿病短期胰岛素强化治疗专家共识》编写委员会. 2型糖尿病短期胰岛素强化治疗专家共识(2021年版)[J]. 中华糖尿病杂志,2022,14(1):21-31.

[21]《中国老年2型糖尿病防治临床指南》编写组. 中国老年2型糖尿病防治临床指南(2022年版)[J]. 中国糖尿病杂志,2022,30(1):2-51.

[22] 中国医疗保健国际交流促进会营养与代谢管理分会,中国营养学会临床营养分会,中华医学会糖尿病学分会,等. 中国糖尿病医学营养治疗指南(2022版)[J]. 中华糖尿病杂志,2022,14(9):881-933.

[23] 中华医学会妇产科学分会产科学组,中华医学会围产医学分会,中国妇幼保健协会妊娠合并糖尿病专业委员会. 妊娠期高血糖诊治指南(2022)[第一部分][J]. 中华妇产科杂志,2022,57(1):3-12.

[24] 中华医学会检验医学分会,国家卫生和计划生育委员会临床检验中心. 便携式血糖仪临床操作和质量管理规范中国专家共识[J]. 中华医学杂志,2016,96(36):2864-2867.

[25] HEIDENREICH P A, BOZKURT B, AGUILAR D, et al. 2022 AHA/ACC/HFSA Guideline for the Management of Heart Failure: Executive Summary: A Report of the American College of Cardiology/American Heart Association Joint Committee on Clinical Practice Guidelines[J]. Circulation,2022,145(18):e876-e894.

[26] BLONDE L, UMPIERREZ G E, REDDY S S, et al. American Association of Clinical Endocrinology Clinical Practice Guideline: Developing a Diabetes Mellitus Comprehensive Care Plan-2022 Update[J]. Endocr Pract,2022,(10):923-1049.

[27] KORYTKOWSKI M T, MUNIYAPPA R, ANTINORI-LENT K, et al. Management of Hyperglycemia in Hospitalized Adult Patients in Non-Critical Care Settings: An Endocrine Society Clinical Practice Guideline[J]. J Clin Endocrinol Metab,2022,107(8):2101-2128.

[28] WIN M, BECKETT R, THOMSON L, et al. Continuous Glucose Monitoring in the Management of Neonates With Persistent Hypoglycemia and Congenital Hyperinsulinism[J]. J Clin Endocrinol Metab,2022,107(1):e246-e253.

[29] BAO Y, ZHU D, Chinese Diabetes Society. Clinical application guidelines for blood glucose monitoring in China (2022 edition)[J]. Diabetes Metab Res Rev,2022,(8):e3581.

[30] KARALLIEDDE J, WINOCOUR P, CHOWDHURY T A, et al. Clinical practice guidelines for management of hyperglycaemia in adults with diabetic kidney disease[J]. Diabet Med,2022,39(4):e14769.

[31] MANNUCCI E, CANDIDO R, MONACHE L D, et al. Italian guidelines for the treatment of type 2 diabetes[J]. Acta Diabetol,2022,59(5):579-622.

[32] DASHORA U, LEVY N, DHATARIYA K, et al. Managing hyperglycaemia during antenatal steroid administration, labour and birth in pregnant women with diabetes – an updated guideline from the Joint British Diabetes Society for Inpatient Care[J]. Diabet Med,2022,39(2):e14744.

[33] 中华医学会糖尿病学分会,国家基层糖尿病防治管理办公室.国家基层糖尿病防治管理指南(2022)[J].中华内科杂志,2022,61(3):249-262.

[34] 中华医学会糖尿病学分会基层糖尿病防治学组.基层口服降糖药物联合及起始胰岛素治疗2型糖尿病中国专家共识[J].中国糖尿病杂志,2022,30(5):321-331.

[35] 王倩,邓微,李庭,等.创伤骨科糖尿病患者围手术期血糖管理[J].中华骨与关节外科杂志,2019,12(2):89-93.

[36] 胡延秋,杨雪蓝,葛畅.糖尿病视网膜病变患者血糖管理的最佳证据总结[J].护理学杂志,2019,34(2):86-89.

[37] 中华护理学会.中华护理学会团体标准(TCNAS/21—2021):胰岛素皮下注射[S/OL].(2021-12-31)[2023-07-01]. http://www.zhhlxh.org.cn/cnaWebcn/upFilesCenter/upload/file/20220107/1641523699333012573.pdf

[38] FIT UK & FIT Ireland Forum for Injection Technique. The UK & IRE Injection and Infusion Technique Recommendations 5th Edition II[Z/OL].(2020-12-31)[2022-08-30]. http://www.fit4diabetes.com/files/3816/2374/8804/BD5119_FIT_UK_Recommendations_2020_AW.pdf

[39] ZHANG F, JI L, HONG T, et al. Expert consensus on personalized initiation of glucose-lowering therapy in adults with newly diagnosed type 2 diabetes without clinical cardiovascular disease or chronic kidney disease[J]. J Evid Based Med,2022,(2):168-179.

[40] HORNBORG S C, HENRIKSEN M M, THORSTEINSSON B, et al. Continuous Glucose Monitoring (CGM) Readings During Patient-Reported Symptomatic Hypoglycemia: Assessment of the Advanced Technologies and Treatments for Diabetes Consensus Definition of CGM-Recorded Hypoglycemia[J]. Diabetes Technol Ther, 2022, (2): 130-135.

[41] HALPERIN I, MALCOLM J, MOORE S, et al. Canadian Standards for Perioperative/Periprocedure Glycemic Management Expert Consensus Panel. Suggested Canadian Standards for Perioperative/Periprocedure Glycemic Management in Patients With Type 1 and Type 2 Diabetes[J]. Can J Diabetes, 2022, 46(1): 99-107.

[42] AMPUDIA-BLASCO F J, UGARTE-ABASOLO E, CHICO A, et al. Spanish Consensus on the Use of isCGM in the Management of Patients With Insulin Therapy: The MONITOR Project[J]. J Diabetes Sci Technol, 2022 Apr 25: 19322968221087270.

[43] CHAWLA M, CHAWLA P, SABOO B, et al. Scientific advisory on nocturnal hypoglycemia in insulin-treated patients with diabetes: Recommendations from Indian experts[J]. Diabetes Metab Syndr, 2022, 16(9): 102587.

[44] BELLIDO V, AGUILERA E, CARDONA-HERNANDEZ R, et al. Expert Recommendations for Using Time-in-Range and Other Continuous Glucose Monitoring Metrics to Achieve Patient-Centered Glycemic Control in People With Diabetes[J]. J Diabetes Sci Technol, 2022 Apr 26: 19322968221088601.

[45] DI M C, GENOVESE S, LANZA G A, et al. Role of continuous glucose monitoring in diabetic patients at high cardiovascular risk: an expert-based multidisciplinary Delphi consensus[J]. Cardiovasc Diabetol, 2022, 21(1): 164.

[46] GARNICA-CUÉLLAR J C, LAVALLE-GONZÁLEZ F J, MAGAÑA-SERRANO J A, et al. Documento de consenso sobre el uso de los iSGLT2 en el tratamiento de pacientes con diabetes mellitus tipo 2 [Consensus on the use of iSGLT2 in the treatment of patients with type 2 diabetes mellitus][J]. Gac Med Mex, 2022, 158(Monografic 1): 1-14.

[47] DAGDELEN S, DEYNELI O, DINCCAG N, et al. Expert Panel Recommendations for Use of Standardized Glucose Reporting System Based on Standardized Glucometrics Plus Visual Ambulatory Glucose Profile (AGP) Data in Clinical Practice[J]. Front Endocrinol (Lausanne), 2022, 12: 663222.

[48] CAMERLINGO N, VETTORETTI M, SPARACINO G, et al. Choosing the duration of continuous glucose monitoring for reliable assessment of time in range: A new analytical approach to overcome the limitations of correlation-based methods[J]. Diabet Med, 2022, 39(5): e14758.

后 记

时光荏苒,日月如梭。始于2020年,终于2023年。本书历时三年由河南省人民医院内分泌代谢性疾病科编撰而成,引用最新版的糖尿病相关指南、专家共识、内科护理学教材以及技术规范文章,旨在打造一本适用于临床医护人员的全院血糖管理护理手册。

本书编撰完成,得益于河南省人民医院护理部主任张红梅、副主任张俊梅、内分泌代谢性疾病科主任袁慧娟的高度重视和大力支持,得益于科室护士长韦伟、吕英华、李莉的辛勤指导和群策群力,得益于科室医护人员刘文、王洁、黄文贞、周帆、邝金芳、马慧慧、夏静、田洁、李俊芳、葛燕红、陈盼盼、杨勇平、李思婕、庄静、李铭、史晓阳、尚敬的齐心协力和一丝不苟的工作态度,是河南省人民医院内分泌代谢性疾病科临床实践中又一项丰硕成果。

编撰手册对我们来说是一项全新的工作,《全院血糖管理护理手册》中不足和疏漏之处在所难免,我们会在临床实践中不断完善,使这本手册在更大层面上方便于医护人员学习规范的血糖管理,同时受益于患者。

河南省人民医院内分泌代谢性疾病科